マイナビ新書

その選択が
健康寿命を決める

森勇磨

マイナビ新書

はじめに―人生100年時代に健康寿命の本質を考える

　2017年9月、すべての国民が元気に活躍し続けられる社会の構築を目的とした「人生100年時代構想会議」が発足しました。長生きの象徴としての「100歳」に焦点を当てたことは、高齢化社会を見据えたマーケティングとして非常にわかりやすく、良かったと思います。

「人生100年時代」とともにクローズアップされた言葉が「健康寿命」です。長生きする以上は最後まで元気に、自立した生活をしたいと思うのは当然のことでしょう。世間では年配者に向けた様々な健康法やサプリメントがあふれていきます。もちろん、長生きすることを見越して自分の体を気づかい、仕事や趣味に取り組むことは素晴らしいことです。病気にかからず、我々のような医者とは無縁の生活をしたいと誰もが思っているでしょう。

人生100年時代とは、イギリスの組織論学者リンダ・グラットンと経済学者アンドリュー・スコットが『LIFE　SHIFT　100年時代の人生戦略』という本の中で提唱した言葉です。人類が経験したことがない世界的な高齢化社会の到来に対し、新たなライフステージ構築の必要性を解説したのが本書ですが、日本政府が掲げる人生100年時代構想は医療費削減を目的にしているという説もあります。高齢者が増えれば医療を必要とする人は増えていきますから、国民――特に高齢者が健康であればその負担は減り、各保険機関の運営がひっ迫するリスクが減らせるというわけです。

ですが、こうした政治的見解は医学に基づいたものではありません。理想論としては素晴らしいことですが、現実的に考えると、ほとんどの人はいつか病気をします。ですから人生100年時代構想が推進されても、かかる医療費自体はそれほど変わらないのでは、という医学的見解もあります。

政府の思惑や医学的なことを抜きにすれば人生100年時代構想とは、「生涯、元気に過ごすことを目標にする」ということになるでしょう。いくつになっても充実した心豊かな生活を送ることは、高齢化社会が迫った日本全体のテーマでもあります。

そこで重要なポイントになるのが「健康寿命」です。豊かな人生を送るという観点から見ると「病気をしない健康な体」は大切です。しかし、必ずしも最重要ではありません。「長生きする以上は健康でいなければいけない」「家族に面倒を見てもらってまで長生きしたくない」という考えを持っている人は多いものです。ですが、実はこの考えは間違いではないかと私は思っています。

勤務医時代、私は多くの高齢の患者さんを診てきました。場所が病院ということもありますが、皆さん、ピンピンしているわけではありません。100歳を越える患者さんは、体が弱りきっていることがほとんどです。ただ、人間は年を取れば弱っていくのが普通なのです。メディアでたまに紹介される「若者のように元気な老人」は特別です。

私はYouTubeの「予防医学ｃｈ」を始め、主にインターネットで医学的なエビデンスが証明された、現時点での正しい医療情報を配信しています。正しい知識を持つことが病気を予防する第一歩だと考えているからです。多くの病気は、正しい情報を元に対策をすることで予防、または進行を遅らせることができます。あるいは、病気の初期症状を知り、早期に治療することで命が助かる、後遺症が残る大ダメージを防ぐことができるでしょう。しかし、どれほど医学が進歩しても避けられない問題があります。

それは「老化」です。

健康寿命という言葉だけにとらわれると、年老いて弱っていく自分を受け入れられなくなることもあります。避けられない老化を受け入れながら、正しい情報を元にできることをする、ということが本当の意味での健康寿命を延ばすことにつながるのではないでしょうか。

健康は人生にとって大切なものですが、実はとてもあいまいでわかりづらい言葉でもあります。健康、老化、病気、寿命という、普段から何気なく使っている言葉から、改めて健康寿命の本質を考えていきたいと思っています。

２０２３年６月　森勇磨

その選択が健康寿命を決める

目次

第1章　健康寿命について理解しよう

第2章　健康寿命を損なう理由

第4章 健康寿命が尽きたらどうするのか

第1章

健康寿命について理解しよう

健康寿命とは楽しく生きる時間のことだと考えよう

健康寿命は、２０００年にＷＨＯ（世界保健機関）が提唱した健康指標で、現在は日本でも広く知られている言葉です。ＷＨＯによる健康寿命の定義は「日常的・継続的な医療・介護に依存しないで、自分の心身で生命維持し、自立した生活ができる生存期間のこと」

要は**介護などを受けず、日常生活を制限なくひとりで過ごせる状態を指しています**。たとえば寝たきりの状態で介護が必要であれば、健康寿命は失われていることになるのです。あるいは、認知症になり、ひとりでの生活が成り立たない場合も健康寿命が終わっていると言えます。ですから、健康寿命を延ばすということは「自分ひとりで生活できる能力を保つ」ということになります。

現在、日本人の健康寿命は男性72・６８歳、女性75・３８歳（厚生労働省２０

２１年発表）。男女平均では74・1歳（ＷＨＯ・２０２２年度版世界保健統計発表）で、世界1位の長さとなっています。つまり、75歳前後まではひとりでも普通の生活が過ごせるということです。

ただ、この定義は健康寿命の本質を示すものではありません。特に私は「自立した」という文言に少しひっかかりを感じています。

人間は誰でも年齢を重ねるにつれて体力が落ち、病気をしやすくなります。人間の体も機械と同様に経年劣化が起こるためです。その時の状況に応じて家族や介護関係者の支援を受けることは当然あるでしょう。

たとえば、白内障を患うと目の水晶体（レンズ）が濁り、周囲が見えづらくなります。**80歳以上になると、ほぼ全員が白内障に罹患《りかん》すると言われています。ですが、白内障は手術をして濁った水晶体をレンズに取り換えれば、視界はクリアになります。術後に回復した方は定義上、健康寿命が保たれていると言えるでしょう**。白内障は手術をすれば治りますし、他の病気も同じです。また、若い頃のような体力がなくても、ほんの少し家族の助けがあれば、不自由なく暮らせる人もたくさんいます。病気や健康についての定義は別途、後述します。

本書では健康寿命とは肉体的な病気や障がいの有無に関わらず、「楽しく生きる時間」であることを前提に進めていきたいと思います。そして「健康寿命を延ばす」とは「**人生の中で、楽しい時間をできるだけ長くする**」ことだと考えてください。

現在の中高年は思っているより長生きする

寿命が尽きるということは、人間の生物としての死を指します。

平均寿命とは、0歳の人間の平均余命のこと。「今年生まれた子どもが何歳まで生きるか」という予測値です。平均寿命の計算は5歳刻みに年代別ごとに算出されています。ですから、厳密に平均寿命が自分に当てはまっているわけではありません。

厚生労働省が発表した2021年の平均寿命は男性81・47歳、女性87・57歳ですが、同年の年代別の平均余命は、

●40歳　男性42・40年　女性48・24年
●45歳　男性37・62年　女性43・39年
●50歳　男性32・93年　女性38・61年
●55歳　男性28・39年　女性33・91年
●60歳　男性24・02年　女性29・28年
●65歳　男性19・85年　女性24・73年
●70歳　男性15・96年　女性20・31年

となっています。

現在、中高年の人は発表された平均寿命よりも3〜5年ほど長生きし、**男性は約85歳、女性は約90歳まで寿命がある**ことがわかります。

ここから健康寿命を引いた年数が、介護を受けながら暮らす期間です。
わかりやすく平均寿命の数値を当てはめてみると、次のようになります。

●男性81・47－72・68＝8・79年
●女性87・57－75・38＝12・19年
※または（現在の年齢＋平均余命）－健康寿命

寿命自体は、今後飛躍的に延びるとは考えにくく、ゆるやかに上昇し、男女とも90歳前後まで延びるのではないかと言われています。寿命が延びた分、健康寿命も延びていくと考えられるため、介護を受ける期間もまた、今後もそれほど変わらないのではないでしょうか。

現在の数値から乱暴にくくってしまうと、**健康寿命が尽きて、寿命を迎えるまでの期間は約10年です**。その年数をできるだけ短くすることが、健康寿命を延ばすということになります。

ただし、**介護を受ける＝寝たきりになるわけではありません**。脳疾患などの後遺症を別にすると、ほとんどの人は体が弱ってから家事や外出の支援を長く続けることになるでしょう。寝たきりになり、食事や排泄の介護を受ける期間はそれほど長くはないと思います。たとえ体が衰えて杖や車いすを使うようになっても、施設に入居したとしても、家族や友人と仲良く暮らしているのであれば、その人にとっての「楽しい時間」は続いていくでしょう。それは人生における「幸福寿命」とも言えるものかもしれません。

人はなぜ老化し、死んでいくのか

老化とは医学的には生物の成熟期以降に起こる生理機能の衰退を指します。ですので、理論的には20代から老化が始まっていると言えるのです。老化が自覚できる、または客観的に判別できる状態を老化現象と言います。主な老化現象には次のような症状があげられます。

●筋肉の量、筋力が減る
●血管が劣化、硬化し、内臓機能が衰える
●視力、聴覚、嗅覚、味覚、触覚の五感が衰える
●脳機能が低下し、記憶力、判断力が衰える
●免疫機能が衰え、感染症にかかりやすくなり、治りにくい
●がん細胞が発生しやすくなる
●皮膚の弾力が失われ、シワ、シミ、たるみなどが出やすくなる

これらの症状の強弱、進行速度には個人差があります。また、食生活や運動習慣、ストレスといった外的要因によって、老化の進行に差が出るのではとも言われています。ですが、生物として避けることはできません。

そもそも、人間はなぜ老化し、死んでいくのでしょうか。老化のメカニズムに関してはまだ研究途中で、ハッキリとした結論は出ていません。ハッキリしているのは、これは我々が生まれた瞬間から始まる、細胞分裂によって決まっている宿命だということです。

我々の体には約60兆個の細胞があり、細胞分裂を繰り返しながら生きています。古い細胞が死ぬと、新しい細胞が常にそれと入れ替わることで身体機能を維持しているのです。また細胞が傷つくとすぐに修復され、正常な状態に戻ります。これが、新陳代謝です。

ところが、年齢を重ねていくと、新陳代謝のスピードが落ちていきます。すると、傷ついた細胞が修復されないといったことが起こります。それが体の機能を衰えさせ、老化として現れるのです。すべてではありませんが、がんや病気のほとんどが、新陳代謝が遅れることで発生します。

研究中の「不老不死」は実現するのか

「不老不死」は太古から語られ続けている、人類の夢のひとつです。現在も不老不死を題材にした書籍が人気で、それだけ多くの人の知的好奇心を刺激するテーマなのでしょう。

結局のところ、不老不死は実現するのか――医学的には「不死」は現時点では無理だと考えられます。細胞分裂の回数に限界がある以上、加齢による血管や臓器の衰え、がんの発生などのダメージが起こるためです。

しかし「不老＝アンチエイジング」については現在、再生医療として世界中の大学や研究機関で研究が続けられています。うまくいけば将来的に「不老長寿」は実現できるかもしれません。

再生医療の研究でもっとも進んでいるのは「幹細胞治療」でしょう。細胞の核である幹細胞は、移植した部分と同じ細胞の形に分裂します。ですから、古くなり、傷んだ箇所や病巣に移植すれば、理論的にはいつまでもみずみずしい細胞が維持できるのです。

あるいは細胞が分泌するエクソソーム。これはがんや認知症の発症や進行に大きく関わる物質です。その機能を抑えて病気や老化を防ぐ研究がされています。同時にエクソソームは皮膚を若返らせ、シミやシワを防ぐ可能性についても研究中で、化粧品の開発も行われています。

どちらも主に美容分野での自由診療で、すでに注射、点滴、塗り薬等の施術が行われています。がん、血液疾患、膝関節痛等の治療に幹細胞移植を行う医療機関もありますが、先進医療となりますので、公的健康保険は適用されません。全額自己負担となりますから、治療費は高額です。

また、**これらの物質と治療法はその効果とリスクが、まだ正確には解明されていません**。長期間使った場合の発がん性や、他の臓器への影響などは、未知数なのが現状です。ですので、医療分野で広く使われるのは当分先のことになるのではないでしょうか。

これから健康格差時代がやってくる？

効果と安全性が確認された後でも、幹細胞治療を始めとする再生医療に保険が適用されることはないと思います。つまり、誰もが安価で受けることはできない可能性が高いということです。特に「不老長寿」すなわち「若く健康でいたい」という願望のために安く受けられることはないでしょう。公的健康保険は病気を治すために使うものであり、原則として若返りのための医療には適用されません。

では、がんなどの病気の治療としてならどうでしょう。これはエビデンスが確立すれば、将来的に保険適用になる可能性があります。

そうなると、考えられるのは健康格差の拡大です。お金持ちは大金を使い、様々な再生医療、先進医療を受けてピカピカに若返り、病気をしても細胞ごと入れ替える。そうでない人たちは年相応に老化し、死んでいく。そんな社会がやってくるかもしれません。実際に「医療インバウンド」として、日本の先進医療を海外の富裕層に提供する動きも出てきています。

健康格差が広がると、自由診療を受けるほどの余裕のない人が現状より若返ることは難しくなります。ですから、自分のできる範囲で病気を予防・治療していくことになると思います。それが、健康寿命を延ばすことにつながるのではないでしょうか。**健康寿命を延ばすのに、それほどお金は必要ありません。人それぞれの価値観に合わせて生活を見直していけばいいのです。**もしも病気がわかったとしても、大難を小難に抑え、寿命までの楽しい時間を長引かせることができます。

また、再生医療にも限度はあります。遠い未来はわかりませんが、現時点で高齢者を若者に戻せる治療はありませんし、完全に病気を防ぐことも、すべての病気を治すこともできません。再生医療が万能だとは思わないでください。

生活習慣を改めるのに遅すぎるということはない

現在、日本では65歳以上を高齢者、75歳以上を後期高齢者と呼ぶことが定義づけられています。ただ、私自身に置き換えたとして、65歳になった瞬間に「ああ、老人になったなあ」と思うことはないと思います。要は気の持ちよう。そもそも、**年齢に関しては、普段の生活の中で、自分が何歳になったと考える必要もない**のではないでしょうか。

社会的な充足感も同様です。定年退職をしたからといって、社会と断絶するわけではありません。また、やることがなくなるわけでもありません。何歳であっても新しいことにチャレンジすることはできます。それまで仕事や育児といった忙しさの中でできなかったことを始める時期が、たまたま定年を迎えた65歳だったと考えるべきでしょう。

高齢者＝人生の終わりに向かって枯れていく時期と考えるのは間違いだと私は考えています。

中高年になるまで破天荒に生きてきた人の中には、

「この年まで好き放題に生きてきたから、いまさら健康を気づかっても遅い」と開き直る人がいます。しかし、生活習慣を改めるのに、遅いということはありません。実際に**50歳で禁煙した後、肺がんのリスクが下がるというデータもあります**。

確かに数十年以上、喫煙や深酒、不摂生を繰り返したことのハンディキャップはあります。一度衰えた体の機能——たとえば糖尿病でダメージを受けた腎機能や、喫煙で傷めた肺機能が元通りの健康な状態に戻るかと言われたら、答えは

ＮＯです。それを可能にするために研究が進められているのが再生医療ですが、前述のように、現実味はありません。

けっしてだらしない生活をしていたわけではないのに、生活習慣病にかかることもあり得ます。ただ、だからといってこれまで通りの生活をしていたら、体の状況は悪くなるばかり。そうしているうちに、まるで時限爆弾が破裂するかのように大病を患い、大ダメージを負うのです。

ですので、**できる限り大ダメージを負ってから後悔することがないようにしましょう。**後悔しながら過ごす人生はけっして楽しいものではありません。「このままではよくないかな」と思い立ったときに悪習慣を断ち切ってください。

太く短く生きてさっさと死ねる、ほど人生は甘くない

私はどのように生きて、どのような老後の生活を送るのか、最終的にどのよう

に死ぬのかは個人の死生観によるものだと考えています。

「人生は太く短く。好きなように生きてさっさと死ぬんだ」

「病院で薬漬けにされるのはごめんだから、医者にはかからない」

という人がいます。その考え自体は否定しません。ですが、医師の立場としてはこう言います。

「そんなに甘くはないですよ」

たとえば、高血圧や脂質異常症を放置した末、血管が詰まって脳梗塞《こうそく》を起こしたとします。そのまま死んでしまったら本人の理想通りでしょう。しかし、実際は救急車で病院に運び込まれ、生きながらえることがほとんどです。そして、体に麻痺が残り、杖が手放せなくなることが多いのです。

タバコで肺を傷つけるとＣＯＰＤ（慢性閉塞性肺疾患《まんせいへいそくせいはいしっかん》）という状態になります。肺の細胞がハチの巣状に壊れ、呼吸がしづらくなる病気です。一度傷めた肺はもとには戻りません。すぐに禁煙して治療を始めれば進行は抑えられますが、そのまま放置していると、最終的に在宅酸素療法――酸素ボンベを手放せない生活になります。

糖尿病を発症し、合併症である「糖尿病性腎症」を患い、透析が必要なレベルまで腎臓の機能が落ちれば、週3回の透析生活が待っています。

いずれの場合も、その後の日常生活には大きな制限が生まれるでしょう。「制限なく自立した生活を送る」という健康寿命の定義からははずれます。しかもそれは自分で選んだ結果なのです。

病気になったらコロリと死ねると思っている人も多いですが、**人間は病気をしてもそう簡単には死なない**ようにできています。

自由に、好きなように生きること自体はかまいませんが、その結果、不自由な生活が待っていることがあると頭に入れておいてください。

ピンピンコロリは運である

最後の瞬間までピンピンと生きて、寝たきりにならずコロリと死ぬ「ピンピンコロリ」という言葉があります。病気で苦しまず、誰にも迷惑をかけない理想の死に方として広まっています。健康寿命と寿命が一致した結果とも言えるでしょう。ただ、**「ピンピンコロリ」は運であり、その運に恵まれる人は多くありません。**

また、ほとんどの人は「ピンピンコロリ」について、その言葉の響きだけに感化され、明確なイメージを持っていないようです。

「老衰ということではないのか」と考える人もいますが、老衰は徐々に体が弱っていく状態です。最終的に寝たきりとなり、介護を受けて死んでいきます。最後までピンピンしているわけではないですし、苦痛がないとは言えません。

私自身は「ピンピンコロリ」には否定的です。「ピンピンコロリ」と言うと聞こえはいいですが、要は突然死です。医学的に考えられる原因としては、窒息あたりでしょうか。窒息が理想の死に方であるとは言えません。

最後まで苦しまず、誰にも迷惑をかけずに死ねる可能性はゼロではありませんが、限りなく低いと考えたほうがいいでしょう。

寿命と健康寿命の差をゼロにはできない

程度の差はあれ、人間は年齢を重ねるごとに病気をし、弱ることは避けられません。脳の細胞は毎日死んでいきますから、認知症になる可能性も大きいものです。そして、最後は寝たきりになって人の手を借りながら寿命が尽きるのを待ち、死んでいきます。そうなると健康寿命の定義である「自立した生活」はできなくなります。しかし、それはある意味で自然なことで、仕方がないのです。

私は「健康寿命を延ばす＝ピンピンコロリ」を目標にすることには、賛同できません。寿命と健康寿命の差をゼロにしようとは思わないほうがいいでしょう。

前述の通り、それができる人はごく限られるからです。

むしろ、**最後の数年は介護を受けること、誰かしらの手を借りて過ごすことを覚悟しておくこと**を推奨します。特に高齢者にとって、いざその時がきたら、意地を張らずに諦めることも必要ではないでしょうか。

誰かに助けられながらでも、寿命までの間をできるだけ楽しく過ごすことこそが、健康寿命を延ばす本来の目的だと考えられます。

持病があるから不健康であるとはいえない

ほとんどの人は「病気をせずに健康に過ごしたい」と思っているでしょう。普段から何気なく使っている「健康」という言葉ですが、肉体の病気の有無を指すことが多いようです。ですが、実は健康にもWHOが定める定義があります。

「健康とは、病気ではないとか、弱っていないということではなく、肉体的にも、

精神的にも、そして社会的にも、すべてが満たされた状態にあることをいいます」（ＷＨＯ憲章より日本ＷＨＯ協会訳）

非常に抽象的でわかりにくい定義ですが、簡潔に言うと「**肉体的、精神的、社会的に満足している状態である**」ということ。

要は、健康とはその人が感じている現状を指す言葉です。文言にある通り、そこに病気の有無は関係ありません。たとえば、持病を抱えていたとしてもメンタルが安定していて、社会とのつながりを持ち、本人が充実した日々を送っていたとしたら、その人は健康です。

逆に、病気がないというだけで健康であるとは一概には言えないのです。体は元気でも、毎日が楽しくない、幸福ではないと感じている人がいたら、その人は健康とは言えないかもしれません。ですので、**健康であるためには、メンタル面も重要だとも言える**でしょう。

とはいえ、「健康＝肉体的な状態」であるという考え方が定着しているため、最近ではトータル的な満足感を表す「ウェル・ビーイング（Well-being）」という言葉が使われ始めています。心身と社会的な健康を意味する概念を指しますが、まだ広く浸透はしていないようです。

なお、ウェル・ビーイングは「クオリティ・オブ・ライフ（QOL）」とは別のものです。QOLは生活の質を指し、ウェル・ビーイングは生活の状態を指します。その時々の短期的な視点で見るのがQOL、長期的・継続的に考えるのがウェル・ビーイング＝健康と言えます。

正しい知識のもとで自分が選択した結果が「健康」

ここで、私が個人的に考える健康を定義するのであれば、

「正しい知識を持った上で、自分が取った選択に納得している状態」

です。

たとえば喫煙――タバコは肉体へダメージを与えるものの代表です。がんやCOPDなどの呼吸器疾患を防ぎ、寿命を延ばすためには禁煙は不可欠です。

しかし、タバコにはどんな害と病気へのリスクがあるのかを知った上で、それでもタバコを吸うことで気持ちが安らぐ、自分にとって充足した生活に欠かせないものであると判断して吸うのであれば、ある意味では健康だと思います。

「肺がんになっても構わない、覚悟の上だ、後悔はしない」

と自分で決めているのなら、それはその人の人生です。実際は難しいことですが、もしがんになったとしても
「自分のやったことのツケがきたな」

と受け止めて、粛々と治療を受けるのなら、その人は健康寿命を延ばしていると言えるでしょう。

そうではなく、ただやみくもに吸い続けるのは不健康と言えます。その場合、

肺がんやＣＯＰＤを発症したときに
「なんで自分がこんな目に遭うんだ、やっぱり本気で禁煙しておくべきだった」
と後悔することになります。

あるいは焼肉が大好きで、ハムやソーセージといった加工肉も大好物だとします。一般的には肉食の過多、加工肉は大腸がんのリスクを上げると言われ、控えたほうが良いとされるものです。ですが、がんを防ぎたいばかりに好物を我慢し続けるのも不幸です。不幸な状況が続くことはけっして健康とは言えません。

肉が食べたい、とイライラしながら過ごすより、たまには好物をお腹いっぱい食べて満足したほうがよほど健康ではないでしょうか。

また、実は肉食や加工肉ががんのリスクを上げる明確な原因はわかっていません。仮説はいくつかありますが、その原理についてはっきりとは解明されていません。

私個人的には、週に1度の焼肉や朝食に食べるハムやベーコンが体へのダメージにつながるとは思っていません。もちろん、そればかりを食べ続けた場合は別ですが。

いわゆる健康法は一般論であり、その人にとっての正解ではありません。ですので、心身の健康を維持し続けるためには、すべてにおいてリスクについての正しい知識を持つことが必要です。その上で、そこから得られるメリットとリスクを天秤にかけて選択して欲しいと思います。

生活習慣病は遺伝的要素に左右される

50歳をすぎると、高血圧、高脂血症、糖尿病など、何らかの疾患を抱える人が増えてきます。いわゆる「生活習慣病」です。診断を受けると「生活習慣」という言葉から、どうしても自分の行動に原因があると考えてしまうでしょう。いままで暴飲暴食や不摂生を重ねてしまった結果だ、と反省する人も多いのではないでしょうか。あるいは食事や運動に気をつけ、けっしてだらしない生活をしていたわけではないのに、生活習慣病にかかることもあり得ます。

もちろん、要因として不摂生はありますし、病気をきっかけに生活を見直すことは大切です。ただ、場合によってはあまり自分を責める必要はありません。

実際には生活習慣病の代表である**高血圧、コレステロール値の上昇、糖尿病に関しては遺伝による要素も大きい**のです。つまり、親御さんが高血圧や糖尿病を持っていた場合、子どもであるあなたも同じ状況になるリスクが上がるということ。遺伝子のハンディキャップは誰にでもありますし、それに関しては残念ながら我々は平等ではありません。ですので、病気の原因の100%が自分の行動のせいだとは思わないでください。

遺伝だから仕方がない、と自分を甘やかすことはいけませんが、「父（母）と同じように、やはり高血圧（糖尿病など）が出てきたか」とある程度受け入れることも必要です。生活習慣病に関しては、食事を見直す、運動するといった方法で数値の改善が期待できます。

ただ、食事療法や運動が続かない、思った通りの効果が出ないという人もたくさんいるでしょう。病気を改善しようとするあまり、すべてを完璧にこなそうとすると、メンタル面での充足度が減り、毎日がつまらなくなってしまいます。たまには甘いお菓子や揚げ物を食べても、運動をサボッても、必要以上に気にせず、70〜80点程度の出来でいいと受け入れることも大切です。もちろん、けっして自分を甘やかしていいわけではありません。できる限りのことをした上で、どうしてもうまくいかない、体調がすぐれないとなったら専門家に相談し、医療の力を借りるのもひとつの方法です。

遺伝子検査の信ぴょう性は占い程度と考える

他の原因としては、家族で生活パターンが似てしまうケースが考えられます。

親が肥満で糖尿病リスクを抱えている家庭では、食事の偏りや食べ過ぎによるカロリーオーバー、運動不足といった生活パターンから家族全員のリスクが高くなることも。「大酒飲み」「ヘビースモーカー」が多い家系がそれぞれ肝臓や肺疾患にかかりやすくなることもあります。思い当たることから改善することで、将来的な病気リスクを下げることもできるでしょう。

リスクを知るということから、最近「将来かかりやすい病気がわかる」という遺伝子検査があります。現在は業者から送られてきた検査キットを使い、口粘膜を綿棒などで採取して返送、後日に分析結果が送られてくるといったものから、クリニックで血液を採取して調べるタイプまであります。しかし、この遺伝子検査はいわば占いのようなもの。医学的な正確性があるわけではありません。

遺伝子検査で将来の病気、生活習慣病やがんを予測することは不可能です。あくまで占い程度と割り切って受ける分にはかまいませんが、過剰な期待はしないほうがいいでしょう。それならば**家族や親戚を見渡し、かかりやすい病気や体質、**

生活習慣を確認しておくほうが、よほど信ぴょう性があります。もちろん、遺伝性疾患の検査はこの限りではありません。

ストレスの有無やメンタルの状態は健康寿命に大きく影響する

精神的な健康は健康寿命に大きく影響します。

繰り返しになりますが、健康は肉体だけの問題ではありません。精神的な不安を抱え、満足した生活ができていないのであれば、不健康ということになります。うつ病は認知症のリスクを高めるとも言われます。ということは自立した生活ができなくなり、楽しい時間も持てなくなるということ。精神的に安定していることは健康寿命を延ばす大事な一要素です。

うつ病は最近、特に増加が目立っています。コロナ禍以前の2017年のうつ病患者数は約127万人だったのに対し、2020年は約172万人にまで増加

うつ病・躁うつ病の総患者数

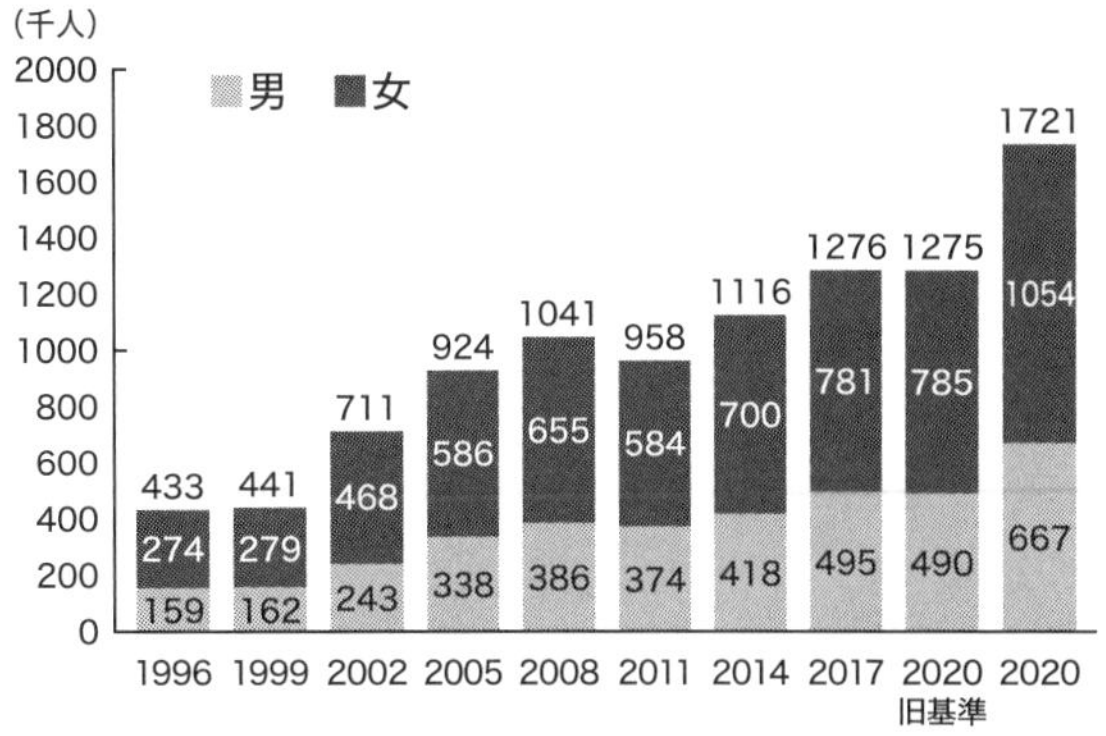

出典：社会実情データ図録 資料：厚生労働省「患者調査」

（厚生労働省患者調査より）。患者の年齢層のピークは50代ですが、70代以降の罹患も見受けられます。

うつ病の原因は運動不足、睡眠不足、不規則な生活など多岐にわたりますが、引き金になるものはストレスです。最近のうつ病患者数の増加は、やはり、コロナの影響で人に会えなくなる、リモートなど仕事の方法が変わる、経済的・健康的な不安がある、といったところから感じるストレスが増えたことに起因していると思われます。

中高年以降になるとストレスの原因がより複雑化します。若い頃の悩みと言えば、恋愛か仕事、それに伴う人間関係がほとんどです。しかし、中高年以降は仕事の重圧も増え、家庭内でも経済的な不安、子育て、親や配偶者の介護など、精神的な不安要素がより多くなります。そういったストレスが積み重なり、自分の容量を超えてはじけた結果、うつ病を発症することになる場合があるのです。

ストレスを受け止める器の大きさには個人差があり、同じストレスを受けても、うつ病を発症しやすい人、そうでない人がいます。うつ病は投薬治療が基本ですが、根本的なストレスをなくすことができるなら、まずそこから取り組みたいところです。

親と自分、双方向から健康寿命を考える

自分ひとりだけで健康寿命を延ばすことは、けっして難しくはないと思います。

生活習慣を正して病気に気をつけ、もし病気にかかったら治療をしながら楽しく暮らしていけばよいのです。

「病は気から」の諺は間違いではありません。医学的なことを抜いても朗らかに笑って暮らしている人は、それだけで健康だと言えます。


ただ、年齢を重ねていくと、自分のことだけを考えればいいという状況ではなくなります。

代表的な例では親の介護問題。親御さんが認知症や寝たきりになってしまった途端、自分も心身の調子を崩してしまうことはよくあります。ですから、健康寿命を延ばすために生活習慣を改めるときは、できるだけ家族で取り組んだほうがいいでしょう。**家族には体質の遺伝や生活パターンの類似がありますから、一緒に改善することがムダになることはありません。**

もっとも、どれだけ頑張っても親の老化を食い止めることはできません。これは自分も同様です。そのことはお互いが元気なうちから覚悟をしておきましょう。その上で、健康寿命が尽きて介護が必要になった場合は、どれだけ手助けができるのか、認知症になったらどうするか、自宅で介護ができるのかということを話し合っていくといいでしょう。あらかじめある程度の覚悟をしておくと、いざというときの精神的なダメージを減らせると思います。

介護については私の専門外ですので明言は避けますが、家族だけで世話をすることが難しいと感じたら、早めに自治体や専門家に相談することが、自分と親、家族の健康を守ることにつながると思います。

テレビや雑誌の情報が正しいとは限らない

いま、世間には健康情報があふれています。ひと昔前はテレビや雑誌で話題になった健康法にみんなが飛びついていました。お昼の番組で「ココアが病気を予防する」と放映した翌日、スーパーからココアが消えるなどの騒動を記憶している人は多いでしょう。その情報源にいまはインターネットが加わりました。情報の山の中で、我々は正しい知識を選択しなければいけません。とはいえ、情報のほとんどは〝特に害はないが意味もない〟というのが現実ですが。

「テレビや雑誌の情報は信用できるが、インターネットは信用できない」

という人がいます。私はこの意見には賛同しません。

現在、医師や医療従事者がインターネットで情報を発信し、私もYouTubeチャンネルを配信しています。同業者のチャンネルを見ることもあります。まれに、医師として見解に相違があることはありますが、あからさまに間違っている情報はそこまで多くありません。

というのも、YouTubeに代表される配信サービスの場合、同じ医師が視聴者としてチェックすることになります。あまりに突飛なこと、間違った情報を配信したら、同業者の笑いものになってしまう――それは避けたいわけです。

ですから、私の場合、ファクトチェックもしっかり行い、根拠のある論文から引用した情報をもとに配信しています。「これだけで病気が治る！」といったこともありません。ですから、実はインターネット配信には信頼できるものが多い反面、中には「当たり前すぎてつまらない」と感じる人もいるようです。

逆にテレビや雑誌は〝見られてナンボ〟〝売れてナンボ〟の世界です。そのためセンセーショナルなタイトルが一番大事。「〇〇でがんが治る！」「××を食べれば10キロやせる！」といった言葉が躍ります。もっとも、躍っているのは派手なタイトルだけで、実際に内容を確認するとごくありふれた健康法だということがほとんどです。

たとえば「毎日、バランスのよい食事を摂って適度に運動し、朝にココアを一杯飲むとやせる」といった具合いです。肥満の人がバランスの良い食事を摂っていれば、ココアは関係なくやせるはずです。節制して、運動をしなければやせることはできません。

視聴者や読者の多くは、地道な努力を嫌います。なので、**コツコツと生活習慣を改めるよりも、何かを食べるだけで健康になれるというタイトルに惹かれて飛びついてしまう**のです。

あふれる情報の中でも、特にセンセーショナルなもの、斬新すぎる情報には注意を払ってください。「〇〇を食べればがんが治る」といった方法のほとんどには医学的な根拠はありません。

サプリメントに頼るよりも自然の食べ物をいただく

魚に含まれる不飽和脂肪酸（EPA、DHA）が血液をサラサラにする、ビタミンCは抗酸化作用が強く老化防止効果がある、などと言われています。それらを凝縮したサプリメントを利用している人も多いのではないでしょうか。ですが、ごく一部を除いて、その**サプリメントを摂って健康になったという論文がほぼあ**

りません。

確かに魚をたくさん食べる地域の人に長寿が多い、高血圧の人が魚を食べるとコレステロール値が改善し死亡率が下がった、というデータはあります。そして、魚にはオメガ3と呼ばれる脂肪酸が含まれています。しかし、その成分を抽出したものを飲んだから健康状態がよくなったというデータはありません。なので、魚に含まれるたんぱく質などいろいろな要素を摂ることで健康状態がよくなり、死亡率が下がると考えるのが自然です。これはビタミンCを含む果物や野菜についても同じだと考えてください。

「サプリメントの中には医師が推奨しているものもあるのでは」

「医師が監修しているものなら効果があるはず」

と言う人もいるかもしれません。医師といっても世界中にいろいろな先生がいますから、私とは違う意見を持つ人がいても不思議ではありません。ただ、その先生が本当に効果を実感し、保証しているかと言えばそうでないことのほうが多いのではないでしょうか。企業からの宣伝依頼を受けて、商品を紹介し報酬を受け取るインフルエンサーと同じように、企業から報酬をもらって宣伝活動をする先生もいますし、監修費をもらって名義貸しをすることもあります。もちろん本当に効果を実感してすすめている先生もいるかもしれませんが、ごく少数でしょう。

サプリメントは便利ですが、できるなら自然の食材を使い、普段の食生活を整えていくほうが、健康維持には有効だと思います。普通の食生活をしているのであれば、サプリメントに頼らなくても必要な栄養素は摂れるはずです。

「○○を食べない」などの極端な食事制限に走らない

「○○を食べる」方法とは逆に、「○○を食べない」食事法も定期的に流行します。最近では糖質制限が流行りました。現在、糖質制限は健康にはあまりよろしくないと言われています。

糖質＝炭水化物です。炭水化物は人間に必要な三大栄養素のひとつです。**糖質を完全に断つとエネルギー不足を起こし、長期間続けると体に様々な悪影響を及ぼします**。また、**糖質が不足しすぎることで低血糖症を起こすと、頭痛や吐き気、めまい、最悪の場合は死に至ることもあります**。ダイエット目的で適切な範囲で行う分にはかまいませんが、長期間続けることは避けるべきだと思います。

ただ、**砂糖は血糖値を急激に上げ、糖尿病リスクを増やす食材**です。

ファスティング（プチ断食）も流行しました。1～3日程度の断食が実際に便秘の解消やダイエットに効果的だというデータがあります。ただ、同時に**何度も食事をしない時間を長く空けることを繰り返すと胆石ができやすい**という報告もありました。デメリットが報告されている以上、むやみにすすめることはできません。

とはいえ、次々に出てくる健康法を試したくなる気持ちはわかります。ほとんどの健康法はすぐに体に害を与えるものではありません。なので、興味があるのなら試してみるのもいいでしょう。1～2週間試してみて、自分に合わない、効果を感じられないと思ったらやめればいいのです。ただし、体調がすぐれなくなったらすぐに中止してください。よく言われる〝体が良くなるための毒出し〟〝好転反応〟は存在しません。体調不良を我慢して続けていると、重篤な病気につながる可能性があります。

健康寿命を延ばしたいならヴィーガンは避ける

私は食事に関しては、極端に偏らなければほぼ何を食べてもいいと思っています。できれば野菜や果物を多めに摂り、バランスの良い食事を心がけていれば、心身の健康は維持できるはずです。

ただ健康寿命を延ばしたい人にとって、避けたい食事がヴィーガン（完全菜食）です。菜食主義には様々な形が存在しますが、ヴィーガンは一切の動物性食品を摂らないスタイルです。肉類の代名詞であるたんぱく質は大豆に豊富に含まれていますから、大豆からの摂取を意識して行えるのならば、大きな問題にはならないでしょう。

もっとも大きな問題はビタミンD、鉄分、ビタミンB12の不足です。ビタミンDは卵黄、魚、魚卵、きのこ類に多く含まれています。野菜、特に葉野菜から摂取することは非常に困難な栄養素でもあります。ビタミンDは腸内でカルシウムを吸収するために必要な栄養素です。骨＝カルシウムというイメージで、それだけを錠剤で補給してもビタミンDが不足するとカルシウムが吸収しづらくなり、骨がもろくなりやすいのです。その結果、骨粗しょう症からの骨折、さらには寝たきりにつながるリスクが増えますので、注意しましょう。菜食ならばきのこをたっぷり摂るといいかもしれません。

鉄分にはヘム鉄、非ヘム鉄の2種類がありますが、体への吸収率の高いヘム鉄は、肉類、青魚、卵など動物性食品に含まれています。野菜類に含まれる鉄分のほとんどが非ヘム鉄で、これは効率よく鉄分を吸収しづらいものです。このことから植物性食品から十分な鉄分を摂取することは難しいと言えるでしょう。女性に多い「鉄欠乏性貧血」はヘム鉄の不足から起こることがほとんどです。また、鉄分が不足すると髪や肌のうるおいが不足してパサパサになり、老けた印象を与えやすくなります。

もっともヴィーガンは動物愛護などの思想に基づいて実践している人がほとんどです。個人の思想は侵害できませんから、その場合は適宜、サプリメントで栄養素を補うしかありません。主義や思想がなく、流行に乗って実践している場合は、従来の食事に戻すことをおすすめします。

陰謀論や「トンデモ医学」に惑わされない

数年に1度程度のペースで、医学博士が極端な持論を本にし、話題になることがあります。

ですが、あえて言うなら、これらの医師の多くは医学界では〝異端〟であり、その理論は「トンデモ医学」です。医療否定派の論文はほぼなく、あったとしても被験者がごく少なく、信頼性の低いものになります。また、医療現場に立っていない先生がほとんどで、現在の医療や患者の経過を知らないことがほとんどです。また医療従事者ではない、作家や評論家が独自の理論を持ち出すこともあります。

健康に影響しない理論ならまだいいですが、「トンデモ医学」を信じて治療を拒否し、寿命も健康寿命も縮めてしまうことは絶対に避けたいものです。

なぜ、根拠に乏しい「トンデモ医学」が話題になるのか――それはラクをしたい人が多いからでしょう。我々医師はひとつの意見が上がると論文を精査し、その信ぴょう性を見定めます。同業者と意見交換する機会も多いものです。そして医師は得た知識の中で確実なものだけを患者さんに提案します。

病気の治療は多少なりとも苦痛を伴いますし、検査も面倒です。そこで「治療をしなくていい」「検査はしなくていい」「むしろしてはいけない」という意見が出たら、飛びついてしまっても無理はありません。ただ、それによって治るはずの病気が治らず、後悔しながら寿命を迎えるとしたら非常にもったいないことです。

コロナ禍で目立った「反ワクチン派」も同様です。ワクチンは政府や秘密結社の何らかの陰謀によって急かされ、接種すると後々の寿命が縮むといった陰謀論を信じている人が持つ主張です。冷静に考えれば荒唐無稽な話ですが、医師の中にもそれを信じている人がいるようです。

ただ、反医療も反ワクチンも医学界ではごく少数であることは覚えておいてください。ほとんどの医師や医療従事者は各種のワクチンを打っていますし、病気になれば治療します。ただ、彼らの主張が珍しいのと、声が大きいことで目立っているだけです。ワクチンに関して言えば、まれに有害事象が起こることはありますが、ワクチンを打たずにコロナを始めとする感染症にかかって命を落としたり、後遺症によって苦しむケースのほうが多いのです。**普段は冷静な人でも、健康や病気のことになるとどうしても自分にとって都合の良い意見に偏っていくものです**。前述したように、ここでも効果とリスクを天秤にかけて判断することが大切です。現在はインターネットで論文の有無や内容がチェックできますから、鵜呑みにする前に検索してみてください。

健康寿命を延ばすには地道な努力を続けること

肉体的、精神的な健康寿命を延ばすための特別な方法は実はありません。バランスの良い食事と適度な運動、質の良い睡眠を心がけるだけです。要は、ごく普通の生活をしていればいいのです。こう言うと、つまらないと感じるでしょう。ですが、このごく普通の生活がなかなか難しいことも知っているはずです。

巷にあふれる情報に飛びつく前に、まず生活そのものを整えていきましょう。

それでも、生きている限り、病気になることはあります。そのときは、病気自体を受け入れてください。次章からは健康寿命に関わる病気と、対処法について述べていきたいと思います。

第2章

健康寿命を損なう理由

人間は階段を下りるように一段ずつ弱っていく

日本人の死因ですが、老衰以外だと、

○悪性新生物（がん）
○心疾患
○脳血管疾患

が主な死因となっています。

これはあくまでも死亡原因に対する統計で、健康寿命が損なわれる過程は人それぞれです。ただ、医師として患者さんを診てきた中では、一回、大きな病気をするとそこから弱っていくパターンが非常に多いという実感があります。曲線上に緩やかに下がるというより、階段状にガクンと一段ずつ下がっていくイメージです。

たとえば大腸がんの手術をして人工肛門をつけてこれまで通りの生活が難しく

なる、脳梗塞を起こした後に麻痺が残るといったように、後遺症が残るケースは多くあります。心筋梗塞を起こした場合も、その後の心臓機能を完全に回復させることは難しく、少しの動作で息切れを起こすようになる場合もあります。

もちろん、大病をしても、健康寿命の定義である「自立した生活」をしている人は大勢います。ただ、どうしても外出や趣味を楽しむことが億劫になり、毎日が楽しくないのであれば、**人生の幸せな時間**が損なわれてしまうのではないでしょうか。

病気だけでなくケガでも同じことが言えます。骨折の後、車いすの生活になり、気力と体力が落ち、そこから寝たきりにつながることは珍しくありません。

大ダメージを負った後にガクンと弱って健康寿命が損なわれ、また病気をしてガクンと落ちる――それを繰り返していくうちに寿命を迎えるケースが、もっとも多いと思われます。

大ダメージ予防のカギは血管

健康寿命を延ばすために必要なことは、まず、寝たきりへの最初の一歩になりかねない大ダメージを予防すること。多少乱暴な表現になってしまいますが、**健康寿命を損なう大ダメージの多くは、肥満や糖尿病、高血圧といった生活習慣病を放置した結果、血管が詰まったり、破れたりすることで起こります。**

血管は全身に血液を送るホースで、加齢によって経年劣化を起こします。本来はしなやかであった血管が、年とともに硬くなると考えればいいでしょう。さらに硬くなった血管に汚れが付着します。この汚れは主に悪玉コレステロールの残骸で、**プラーク**（粥腫《じゅくしゅ》・血管プラーク）と言います。

動脈が硬くなり、プラークによって血液が流れにくくなった状態が**動脈硬化**です。動脈硬化自体はすぐに命を脅かし、健康寿命を縮める病気ではありません。

ただし、放置しておくと血管は硬くなり続け、プラークも溜まっていくでしょう。プラークはもろく、何らかの刺激を受けると傷つき破れます。それを修復するために血小板が集まり、血栓を作ります。ちょうど血管の内側にカサブタができているイメージです。皮膚にできたカサブタははがれ落ちたらおしまいですが、血栓がはがれたらどうなるでしょうか。血栓は血液とともに全身を巡っていきます。その時に硬く、狭くなった動脈にズドンと詰まる――血液がせき止められ、酸素や栄養を遮断された周囲の細胞が死んでいきます。その結果、激しい苦痛や意識障害を起こし、入院・加療ということに。

これが健康寿命を一気に縮める大ダメージになるのです。

残念ですが、動脈硬化自体を治す方法はまだ確立されていません。ただ、禁煙や食生活の改善、運動療法で進行を遅らせることはできます。ですので、**動脈硬化あるいはその危険があると診断されたら、医師の指示に従って生活習慣を見直し、定期的な検査や必要な治療を受けるべき**でしょう。

健康寿命を一気に縮める3つの病気

血管が詰まることで起こる病気は主に次の3つです。

●心臓の血管が詰まる＝心筋梗塞

【症状】胸の中央から胸全体にかけて激しい痛み、圧迫感が起こります。経験者によると脂汗をかき、立っていられないほどの痛みだと言われています。安静にしても苦痛が収まらず、かえってひどくなるのが特徴です。放散痛といい、事前に肩や首、歯の痛みが出ることも。ただ、ほとんどの場合、肩こりや虫歯だと思って放置してしまうでしょう。治療は多くは血管内にカテーテルを挿入して、血管の通りを良くします。部位にもよるのですが、死亡率は早期治療をした場合は10％、発症から6時間以上経過した場合は40％というデータがあります（国立循環器病研究センター調べ）。

【後遺症】特に早期治療が成功した場合、後遺症が全く残らないこともあります。ただし、一度発症すると再発しやすい病気ですから、回復後の生活には注意が必要です。心臓の機能が元に戻らないこともありますから、動悸、息切れ、疲れやすさが残る場合があります。数メートル歩いては立ち止まって休憩することもあり得るでしょう。

●脳の血管が詰まる＝脳梗塞

【症状】体の片側に麻痺が出る、片腕、足、顔がしびれて動かなくなる、ろれつが回らない、ものが二重に見えるといった症状が代表的。治療は主に抗血小板薬の投薬とカテーテルによる治療が行われます。死亡率は4・4％と比較的低いですが（国立循環器病研究センター調べ）再発しやすい病気でもあります。

日本人の三大死因のひとつである脳卒中は脳出血、くも膜下出血の総称です。こちらはもろくなった血管が破れ、出血する病気です。代表的な症状は激しい頭痛やめまい、嘔吐など。やはり血管の劣化が原因で、命が助かっても後遺症が残ることが多いです。

【後遺症】血管が詰まった場所によって異なりますが、体に何らかの麻痺が残ることが多いです。脳梗塞の死亡率はそれほど高くありませんが、逆に言うと後遺症を抱えて寿命まで過ごすことになる場合もあります。

●足の血管が詰まる＝閉塞性動脈硬化症

【症状】異常な冷えや、皮膚に触っても何も感じない知覚障害、断続的なふくらはぎの痛みが初期症状。運動不足による不調だと思って放置してしまうと、急にふくらはぎに激痛が走り、歩けなくなります。治療は投薬やカテーテル治療、「バイパス手術」という別の血管でう回路を作る血行再建手術が行われます。閉塞性動脈硬化症自体が原因で死亡することはあまりありませんが、多くの場合、心臓や脳の血管にも問題があり、数年のうちに心筋梗塞や脳梗塞を起こす危険があります。

【後遺症】杖や車いすが必要になることも。重症化すると、血流が止まったことで足の組織が壊死を起こし、切断することになります。

症状が出たら迷わず救急車

大ダメージの原因となる病気を防ぐには血管の状態を良好に保つこと。そのためには、前段階である肥満、高血圧、糖尿病などに対処して、悪習慣があるならば正しましょう。予兆があるなら早めに受診しておくことが大切です。

ですが、血管の詰まりは突然やってきます。もし、激しい痛みやめまい、しびれなどの症状が現れたら、すぐに救急車を呼んでください。素早く治療をすることで、後遺症が抑えられ、大ダメージのリスクを減らすことができます。体に麻痺が残りやすい脳梗塞でも、早く処置すれば、その後のリハビリで体の機能を取り戻せることも多いのです。

コロナ禍以降、医療崩壊がニュースに取り上げられ、さらにタクシー感覚で気軽に救急車を呼ぶ迷惑利用者の存在も知られるようになりました。確かにちょっとした発熱や咳き込みなどで救急車を呼ぶことは考えものです。しかし、体が猛烈に痛い、手足や口がしびれて動かないといった異常があるなら、すぐに呼ばないとその後の健康寿命に大きな影響を与える場合があります。

また、激しい背中や腰の痛みは大動脈解離や大動脈瘤破裂の恐れがあります。大動脈は体の中心を通るもっとも太い血管で、動脈硬化を起こすとコブができ、それが破裂したり、硬くなった血管が裂ける（解離）ことがあります。いずれも体内で大出血を起こし、命に関わる一刻を争う状態です。**いままで感じたことのない痛みや違和感を覚えた場合「迷ったら救急車」と考えてください**。

また「病院に行くほどではないが、なんだか調子がよくない」ということもあるかと思います。その場合、特に次の症状が出たときは、早めに診察を受けたほうがいいでしょう。

●運動や階段の上り下りの後に息切れや動悸、胸の痛みがあるが数分でよくなる

心臓へ栄養を送る冠動脈が動脈硬化によって細くなる「狭心症」に罹患している可能性があります。狭心症は心筋梗塞の前触れと言われています。放置していると完全に血管が詰まり、心筋梗塞が起こるのです。

●手足に力が入らなくなるが、数分〜1時間以内によくなる

血栓が脳の血管に一時的に詰まった後、何らかの理由で動き、詰まりが取れた状態です。この状態を「一過性脳虚血発作」と呼びます。元に戻るので「治ったからいいか」と放置してしまいますが、血栓自体がなくなったわけではありません。一過性脳虚血発作の後は脳梗塞を起こすリスクが高まると言われていますので、明らかな症状があった場合には深夜や休日でも救急外来を受診することをお

すすめします。早めに投薬治療を受けることで、脳梗塞の危険が回避できます。

動脈瘤と静脈瘤の違い

心臓から全身に血液を送り出す血管が動脈。動脈に悪玉コレステロールのプラークがこびりついた状態が動脈硬化であることはすでに述べました。さらに動脈硬化が進行し、コブになっている状態が「**動脈瘤**《どうみゃくりゅう》」です。動脈は心臓から血液を送り出すため、血管にかかる圧が高く、その圧力によってコブが破裂すると「動脈瘤破裂」となります。もっとも太い大動脈、脳や心臓付近の動脈で起こると死亡率が非常に高い、危険な病気です。

似たような響きの病気に「**静脈瘤**《じょうみゃくりゅう》」があります。言葉は似ていますが、こちらはまったく別のものです。静脈瘤は血液を心臓に戻す力が弱くなり、血液が静脈内に停滞している状態です。中年以降の女性に多く、足の静脈がふくらみ、ふくらはぎに青色のコブが出てきます。

むくみや足のだるさが主な症状ですが、静脈瘤自体は破裂することはなく、命に関わることはありません。急速に悪化することもありませんから、緊急で受診はしなくても大丈夫です。

ただ、足にコブが浮き出る外見を気にする人も多く、湿疹を伴う潰瘍ができることもあります。医療用ストッキングで足に圧をかける、レーザー治療など手術以外の選択肢がありますから、気になる人は医師に相談してみてください。

血管を傷つけ、詰まりやすくする高血圧

健康寿命を脅かす大ダメージの予兆として現れるのが高血圧です。**40代以上の日本人のうち、約半数が高血圧**だと言われています。

血圧とは、心臓から全身に血液を送り出す時にかかる圧力を指します。血圧が高いということは、血液を押し出す圧力が強いということ。加齢によって動脈硬化が進む、あるいは血管内にプラークが溜まって細くなると、通常の力ではスムーズに血液を送りにくくなりますから、血液を押し出す圧力は強くなります。これが高血圧になっていく仕組みです。

硬く、狭くなった血管で強い圧力で血液を流し続けると、その圧によって血管の壁が傷つきます。さらに動脈硬化も進行するという悪循環に陥るのです。つまり、「**高血圧＝大ダメージへの時限爆弾**」のようなもの。血圧を下げることが健康寿命を延ばす第一歩と言えるのです。

高血圧の定義は、２０１７年にアメリカの心臓協会によって定められた基準（ＡＨＡ２０１７）では次の通りとなっています。

●正常
上の血圧120mmHg未満かつ下の血圧80mmHg未満
●高め（生活習慣の改善が必要）
上の血圧120〜129mmHgかつ下の血圧80mmHg未満
●高血圧（食事・運動療法が必要）
上の血圧130〜139mmHgまたは下の血圧80〜89mmHg
●高血圧（投薬治療が必要）
上の血圧140mmHg以上または下の血圧90mmHg以上

上の血圧は心臓から全身に血液を送る際の血圧で、医学用語で「収縮期血圧」と呼びます。下の血圧は血液が心臓に戻った時の血圧で「拡張期血圧」と呼ばれます。年齢とともに上の血圧は上がり、下の血圧は下がる傾向がありますが、基本的に上の血圧に気をつけておけばいいでしょう。

できる限り薬（降圧剤）は使わず、生活習慣の改善で血圧を下げたいものです。
また、薬で数値が落ち着いた後、しっかりと生活習慣を安定させれば投薬が不要になることもあります。主治医に相談しながら、良い方法を見つけてください。

上の血圧を130未満にすることで、心筋梗塞を始めとする心臓疾患のリスクは大幅に下げられます。できれば120未満を目指すと、健康寿命は延びるのではないかと思います。

血液ドロドロは比喩。だが悪玉コレステロールは減らすべき

「血液ドロドロ」「血液サラサラ」という言葉をよく聞きます。私自身、便宜上使うこともありますが、実は医学的に「ドロドロした血液」は存在しません。水分が減り、質量が重くなった血液を指すことが多いですが、けっして血液が流れていない状態ではありません。そもそも、血液が流れないなら、少なくとも現在、

元気に日常生活を送っている状態ではないでしょう。

また、うっかり切り傷を負った時、にじみ出る血を見て「色が濃くて赤黒いから、私の血はドロドロしている」というのも間違いです。血液の質は肉眼では判別できません。

おそらく「血液ドロドロ」の多くは「血液検査でのコレステロール値が高い＝血液が脂っぽい＝ドロドロ」という比喩だと思います。

コレステロールは脳のほとんどの組織を形成し、細胞膜やホルモンの材料にもなる重要な物質です。コレステロールを、血管を通して全身に送る働きをしているのが「ＬＤＬコレステロール」、通称「**悪玉コレステロール**」です。なぜ「悪玉」なのでしょうか。ＬＤＬコレステロールが多すぎると、血管の壁に付着し、プラークとなるからです。さらに蓄積されると血管が詰まり、脳梗塞や心筋梗塞の原因となります。

対して「**善玉コレステロール**」と呼ばれているのが「ＨＤＬコレステロール」。

不要なLDLコレステロールを回収し、血管に貯まらないようにする働きをします。
このため、これまでコレステロール値の異常は「高脂血症」と呼ばれていましたが、2007年に「**脂質異常症**」に改められました。「脂の数値でもHDLなら高い方がいい」という考えからです。

現在、コレステロールの基準値・治療目標は、

●LDLコレステロール……140㎎／㎗未満
※糖尿病・腎臓病の人は120㎎／㎗未満
●HDLコレステロール……40㎎／㎗以上

となっています。LDLコレステロールの値が160㎎／㎗を超えた症状を放置すると心臓病のリスクが大幅に上がりますので、160㎎／㎗を越えたら受診しましょう。180㎎／㎗を超えたら血管はかなり傷ついているかもしれません。必ず受診してください。

同じく脂である中性脂肪の数値が高いと、急性膵炎と心臓病のリスクが高まります。急性膵炎は激しい痛みを伴い、完治した後も再発を防ぐために厳しい食事制限や生活の制限が必要になります。**中性脂肪の基準値は150㎎／㎗未満。少なくとも300㎎／㎗を超えたら病院に相談しましょう。**

ドロドロ血液の正体がわかると「血液サラサラ」も比喩であることがわかると思います。野菜類、魚類、大豆類にLDLコレステロール値を改善する効果があることはわかっていますが、特定の食べ物を大量に摂ったからといって血液がサラサラになるということはありません。

また、血液を固まりにくくする抗血小板剤、抗凝固剤を「血液をサラサラにする薬」だと考えている人もいます。これらは重度の脂質異常症や脳梗塞、心筋梗塞などの治療に使うもので、素人判断で使える薬ではありません。

蛇足ですが「リンパが流れないからリンパマッサージで流れを良くする」というのも間違いです。リンパ液は自然に流れていますし、外から刺激を与えたとしても、それで勢いよく流れることはありません。

糖尿病が健康寿命を縮める原因になる

生活習慣病と言ってすぐにイメージできる病気に糖尿病があります。日本の糖尿病患者数は２０１７年の厚生労働省「国民健康・栄養調査」で３２８万９０００人。過去最高の記録を出しました。また、糖尿病の手前の状態である糖尿病予備軍は「糖尿病が強く疑われる人」「糖尿病の可能性が否定できない人」を合わせて約２２００万人。中高年の３人に１人が糖尿病か、その予備軍となっています。

現在、糖尿病の基準値は厚生労働省「特定健診・保健指導について」によると、

【空腹時血糖値】※10時間以上絶食した状態で計測。通常の健康診断で行われる

●正常……80〜99㎎／㎗

●糖尿病予備軍……１００〜１２５㎎／㎗

●糖尿病の可能性が高い……126㎎／dℓ以上

【HbA1c】※1～2か月の血糖の平均値

●正常……5・6％以下

●糖尿病予備軍……5・7～6・4％

●糖尿病が強く疑われる……6・5％以上

となっています。健康診断でHbA1cが6・5％を超えたらできるだけ早く精密な検査を受けることをおすすめします。

糖尿病はすぐに命を失う病気ではありません。また、かなり病気が進行しないと不快な自覚症状が出ないという特徴があります。さらに患者数が多くポピュラーな印象があるためか、のん気に構えてしまう人も少なくありません。ですが、**重症化すると日常生活に大きな制限が生まれ、健康寿命を大幅に損なう病気**だと考えてください。

血液中の糖が増えすぎると血管が傷つく

人間が食事を摂ると、血管に糖が入り、血糖値が上がります。すると、膵臓からインスリンが分泌され、糖をエネルギーに変換して血糖値が下がります。糖尿病はインスリンが効果的に働かず、血管の中が糖だらけになってしまう状態です。**血液中の糖が増え続けると、血管内に活性酸素が発生し、血管を傷つけて動脈硬化や血栓の原因となります。**そのため、心筋梗塞や脳梗塞のリスクが上がってしまうのです。

糖尿病によって血管が傷つくことで、次のような合併症が起き、大きなダメージを負うこともあります。

●糖尿病性網膜症（最悪の場合：失明）

目の血管が破れ、酸素が行き届かず、そのまま失明します。緑内障に続いて日本人の失明原因の2位です。徐々に視野が欠けていく緑内障に対して、糖尿病性網膜症はある日突然、目がまったく見えなくなることもあります。

●糖尿病性神経障害（最悪の場合：足の切断）

主に足の神経細胞に血液が届かなくなり、感覚が鈍ります。すり傷や靴ずれなどの軽微な傷から腐敗、壊死を起こし、最悪の場合切断になることも。

●糖尿病性腎症（最悪の場合：人工透析）

血糖値が高い状態が続くと、腎臓が機能しなくなります。腎臓は体の老廃物をろ過して尿として排泄する器官ですから、生命を維持するためにはその代わりに人工透析を行わなければいけません。人工透析は週3回、4時間を生涯にわたって続けることになります。

また、血糖を下げるインスリンは膵臓で作られるホルモンの一種ですが、処理する糖が多すぎるとそれだけ膵臓は疲弊します。最終的にインスリンが激減、または枯渇すると、自分でインスリンを注射して補わなければいけなくなります。現在は簡単で痛みのない注射器が開発されていますが、毎日の生活に面倒が加わることは否定できません。

糖尿病はできる限り早めに検査し、予備軍のうちに生活習慣の改善でコントロールしたいものです。

がんは転移前に治療することで寿命が延びる

昔に比べると「不治の病」という印象は薄れてきましたが、それでもがんは死因の上位にあります。がんが発生するメカニズムには、加齢や生活環境、遺伝、一部のウイルスや菌など、多くの因子が複雑に絡み合っています。

また、がんには数多くの種類があり、予防できるがん、比較的簡単に治るがん、治りにくいがんなど様々です。ひと言で言い表すことはできません。また、どんなに気をつけていても、なってしまうときはなってしまうのもがんです。

がんを恐れすぎて、食事など普段の生活に極端な制限を設けるのは考えものです。日本人が一生のうちがんと診断される確率は男性65・5%、女性51・2%、がんで死亡する確率は男性26・2%、女性17・7%（国立がん研究センター最新がん統計）。**2人に1人ががんになると考えると、珍しい病気ではありません。**

できる限り生活環境を整えることは大切ですが、後は「ならないにこしたことはないが、なってしまったら仕方ない」と受け入れてしまうことが楽に暮らすポイントだと思います。

現在、がんの中には、初期——すなわち他の臓器に転移する前に治療することで回復するものもあります。

国立がん研究センターのデータでは、中高年以降の男性に多い前立腺がんの5年相対生存率はⅠ〜Ⅲ期までほぼ100％。女性に多い乳がんはⅠ〜Ⅱ期までで90％を超えています。

もっとも、場所や種類によって治療が難しいがんがあるのも事実です。一般論として「膵臓がんや肝臓がんは生存率が低い」「発見されたら助からない」と言われます。これは治療が難しいこともありますが、早期発見がしにくいことが大きな要因です。

たとえば、食道〜胃〜大腸や、鼻腔〜咽喉〜気管支〜肺など、一連でつながった部位は自覚症状が出やすく、検査も比較的容易です。血便が出る、痰に血が混じる、乳房にしこりができるといった自覚症状があれば病院に行き、すぐに治療をスタートするでしょう。皮膚がんのように外見の異常ですぐわかる場合も同じです。

また、自覚症状が出る前であっても、大腸がんなら便潜血検査で発見できる場合がありますし、内視鏡カメラもあります。乳がんなどの触診でわかるがんも早期発見がしやすい部類に入ります。ところが、肝臓や膵臓など、体内で独立した位置にある臓器は検査がしづらく、発見が遅れやすいのです。

さらに「沈黙の臓器」と呼ばれる**肝臓や膵臓は、病気がかなり進行しないと痛みなどの症状が出ません。**その結果、自覚症状が出た時はすでに手遅れということになるのです。

ただ、がん＝健康寿命が終わると考えるのは早計ではないでしょうか。がんにかかっても治療を受けながら友人に囲まれて楽しく生きている人はたくさんいます。また、すぐに亡くなったり、寝たきりになってしまう病気でもありません。

万一、治りにくいがんにかかってしまった場合、恐怖で混乱することは当然でしょう。ですが、時間とともに事実を受け入れ、治療を続けながらできる限りの「楽しい時間」を持っている患者さんは少なくはありません。

人間は筋肉から衰えていき、寝たきりになる

大きな病気をせずに過ごし、内臓機能にダメージを受けなかったとしたらどうでしょう。その場合、真っ先に弱るのは筋肉です。

実は**健康寿命にとっては、内臓の病気はもちろんのこと、筋肉と骨も非常に重要**だと言われています。内臓の病気は治療しながらでも、自立した生活を続けることは可能です。ところが、筋肉が弱る、または骨折すると自分で歩くことができず、生活にかなりの制限が生まれます。

高齢者になると年間1％ずつ、筋肉が失われていくと言われています。つまり、60代になってから何も対策をしないと、どんどん体が縮んでいくという状況になるわけです。さらにそのまま放置して体が縮むと、**サルコペニア**という状態になります。サルコペニアとは、加齢によって全身の筋力が低下すること。**サルコペ**

ニアの人はそうでない人に比べ、要介護リスクが男性1・6倍、女性1・7倍に上がることがわかっています。（Journal of Cachexia, Sarcopenia Muscle 誌2021年2月号）。

すなわち、自立した生活ができなくなることで、健康寿命が損なわれるのです。

筋力が衰えると、歩けなくなり、外にも出なくなります。また、嚥下《えんげ》機能（ものを飲み込む力）も衰え、むせやすくなり、誤嚥性肺炎を起こすリスクも高くなります。そうして寝たきりになって徐々に死に向かっていくのが、一般的な流れです。日本では65歳以上の高齢者のうち、男性11％、女性17％がサルコペニアだというデータがあります。

さらに筋力だけでなく、認知機能や体力が落ちた状態を**フレイル**と呼びます。これは要介護の一歩手前の状態です。もともと「虚弱」「老衰」と呼ばれていた状態ですが、2014年に日本老年医学会がフレイルの呼称を使うことに改めました。

びんのふたが開けにくくなったら要注意

筋力の低下は、主に握力と歩行速度で把握できます。現在、日本サルコペニア・フレイル学会でのサルコペニアの診断基準は、

●握力が男性28kg以下、女性18kg以下に低下すること
●歩行速度が1・0m／秒以下に低下すること

このどちらか、あるいは両方に当てはまることとなっています。とはいっても、普段から握力を測る機会はそうないでしょう。

目安としては**それまで難なく開けられていたびんやペットボトルのふたが開けづらいと感じたら筋肉量が減り、筋力が低下している**と考えてください。太ももやふくらはぎが目に見えて細くなっている、歩く速さが落ちているといった場合も要注意です。

病院ではX線を用いたDXA法という測定方法で骨格筋量指数（SMI）が測

定でき、SMI値が男性7・0kg／㎡未満、女性5・4kg／㎡未満をサルコペニアと診断しています。

膝痛は筋肉不足から起こる

筋肉が減ると、体の様々な部位に不具合が生じます。筋肉は足腰にだけついているものではありません。たとえばものを飲み込むにも筋肉が必要です。**むせやすくなった人は飲み込む筋肉が落ち、嚥下機能が低下している恐れがあります。**よくむせる人は食事をよく噛み、ゆっくり飲み込むクセをつけてください。むせて食べ物のカケラや水分を外に出せればいいのですが、うっかり肺に入ってしまうと**「誤嚥性肺炎」**を起こし、命に関わります。

また、中年以降になると、膝の痛みに悩まされる人も増えてくるものです。太ももの筋肉が足りていないと、立ち歩きの時に姿勢を支えきれません。すると、どうしても膝関節に負担がかかります。膝の関節をつなぎ、クッションの役割を果たしていた軟骨は加齢によって劣化していく部位です。負担をかけることでさらに疲弊しすり減ることで、クッションがなくなり、骨がこすれて痛みが生じるのです。放置しておくと変形性膝関節症という状態になり、痛みのあまり歩けなくなることもあります。肥満の人は特に注意が必要です。

治療は痛み止めの服薬や注射、膝へのヒアルロン酸注入など対症療法が主流です。車いすが必要なほど悪化した場合は、手術で膝関節を人工関節に入れ替える方法があります。軟骨を増やす、関節を滑らかにするというサプリメントは、ほとんど意味がありません。

筋肉を維持するために一番有効なのは運動です。入院すると運動量が減り、筋肉量が減ります。イタリアの研究では、高齢者が10日間の入院をした場合、15％の確率でサルコペニアの状態になったそうです。入院中は仕方がないとはいえ、寝ていて良いことはないということです。

いつまでも自分の足で歩くために運動習慣を見直してみましょう。ハードなトレーニングをしなくても、いまある筋肉を減らさず、少しずつでも増やすことが期待できます。筋肉がしっかりと姿勢を支えることができれば、膝関節が衰える速度を落とすことも可能になるでしょう。

女性に特に多い骨粗しょう症からの寝たきり

高齢者が骨折をきっかけに歩けなくなり、寝たきりになるケースは非常に多いです。入院中に認知症を発症することも珍しくありません。

年を取ると、骨密度が低下し、骨の組織がスカスカになる**骨粗しょう症**にかかりやすく、それによって骨折するリスクが極めて高くなります。

骨の中には骨を作る「骨芽《こつが》細胞《さいぼう》」、骨を壊す「破骨《はこつ》細胞《さいぼう》」があり、新陳代謝の中で、破壊と再生を繰り返しています。古くなった骨が破壊されることを骨吸収、新しい骨が作られることを骨形成と呼びます。骨吸収と骨形成がきちんと噛み合っている限り、密度が詰まった丈夫な骨が作られるわけです。ところが、骨吸収と骨形成は40代以降、徐々にバランスが崩れ始めます。骨吸収で破壊されている骨に対し、再生が間に合わず、中身がスカスカになっていくのです。これが骨粗しょう症に罹患するメカニズムです。

骨粗しょう症は男女ともに罹患するものですが、特に閉経後の女性のリスクが高い病気です。破骨細胞をコントロールし、骨形成をサポートするものに女性ホルモン（エストロゲン）が大きく関わっています。しかし、女性ホルモンは更年期を境に減り始め、閉経と同時に一気にゼロになります。すると破骨細胞の抑制が利かず、どんどん骨が破壊されてしまうのです。

男性にも更年期はあり、男性ホルモン（テストステロン）は中年期以降に徐々に減ってきます。ですが、完全にゼロになることはありません。また、もともと女性ホルモンに頼っていなかったため、骨が衰えるスピードは緩やかです。

知らない間に背骨が潰れる圧迫骨折

骨粗しょう症になると背骨が自重によって潰れてしまう圧迫骨折を起こす危険が高まります。体重が多いとそれだけ背骨に負担がかかるので、より注意が必要です。ただ、圧迫骨折は気づかないうちに骨が潰れていることも多いものです。見るからに身長が縮んだら要注意。激しい腰痛も圧迫骨折が原因のことがあります。**内臓に病気がなく、打ち身などの心当たりがないのに腰痛が治らない人は、一度整形外科を受診して背骨の状態をチェックしてください。**

圧迫骨折は痛み止めを使いながら安静にし、患部を固定する治療法や場合によって手術をすることもあります。ストレッチや腰痛体操は避けて、患部を動かさないよう心がけてください。これはぎっくり腰（急性腰痛症）にも当てはまります。痛みがある部分を動かすことは避けましょう。寝ながら足を上げ下げするなど、痛みのないように運動するのがベストです。

もっとも自分の骨密度がどの程度なのかは自覚できません。特に閉経後の女性は整形外科で骨密度検査を受けておいてもいいでしょう。検査にはDXA、エコー、血液検査などがあります。

骨粗しょう症は軽度であれば、食生活の改善と運動で骨密度を増やすことで治すことができる場合もあります。また、治療薬もありますから、痛みや違和感を覚えたら早めに整形外科への受診をおすすめします。

痛みを早く止めることが充実した生活のもとになる

痛みは我々が自覚できるもっともわかりやすい病気のサインです。ですから、体に痛みがある場合は我慢せずに受診し、原因を突き止めることを優先しましょう。**背中や肩の痛みが心筋梗塞や心臓疾患の前触れであることも考えられますし、ひどい腰痛ががんによるものであることも珍しくありません。**診察してみて「大きな病気ではなかった」ならそれでいいのです。

大病でなかったとしても、慢性的に痛みと付き合っていくのは憂鬱なもの。体が痛むときに痛み止めを飲むことは悪いことではありません。その場合はできるだけ医師の処方箋で、指示通りに飲んでください。

たとえば、痛み止めとしてよく使われる**ロキソプロフェン**（ロキソニン錠）。医師の処方ではほとんどの場合、胃薬と一緒に出されます。これは「医者が儲けを出すため」ではなく、ロキソプロフェンを服用すると胃粘膜が荒れ、胃痛や吐き気が起こるリスクが大きいからです。また「ロキソニン」として市販されているため、気軽に使いがちですが、腎臓に負担をかけやすいため、特に糖尿病の人は注意が必要です。特に持病がある人は自己判断を避けて、医師に相談しながら使いましょう。

腰や膝などの痛みが強く、歩くこともままならない人は「**ペイン（痛み）クリ**

ニック」の受診を考えてもいいでしょう。部分的に麻酔薬を注射する「ブロック注射」で、痛みをかなり軽減することが期待できます。ただ、ペインクリニックは麻酔科専門医が常駐しなければならず、医師が慢性的に不足している地方では数が少ないかもしれません。もちろん、一般的な整形外科や内科でも痛み止めの注射や対症療法ができますから、相談してみましょう。

もっとも、加齢による腰痛や膝痛を完全にゼロにすること、痛みのない体で若い頃のように飛び跳ねることは難しいと思います。シクシクとたまに痛んでも「散歩ができるようになる」「家事が辛くなければＯＫ」など、ある程度の着地点を設けることも必要です。自分のライフスタイルに合わせ、医療の力を借りながら、痛みをコントロールすることが、充実した生活に直結します。

孤独な人は認知症になりやすい

健康寿命を語るときに、避けられない病気が認知症です。認知症は次の種類に分けられます。

●アルツハイマー型認知症

脳の神経細胞にアミロイドβというたんぱく質がたまり、脳が萎縮することで起こります。短期記憶の欠落から始まり、徐々に人格が変わっていくなど、多くの人がイメージする認知症の症状が出ます。原因はハッキリとはわかっていませんが、糖尿病や生活習慣病を持っている人は発症リスクが高いというデータも。認知症患者の約70%がアルツハイマー型認知症だと言われています。

●脳血管型認知症

脳梗塞、脳出血などで脳の血管がダメージを負うことで脳細胞が破壊されます。患者の約20％を占め、ダメージを負った部分によって症状が異なります。

●レビー小体型認知症

レビー小体という神経細胞にたんぱく質がたまることが引き金になります。原因はわかっていません。歩行困難などの運動障害や幻聴、妄想が起こりやすく、正常な状態とぼんやりした状態を繰り返しながら進行していきます。

●前頭側頭型認知症

脳の前頭葉、側頭葉が**萎縮**して起こります。50～60代での発症が多く、人格が著しく変わる、身なりにかまわなくなるといった症状が出ます。

なお、65歳未満で発症した認知症を「若年性認知症」と呼んでいますが、前頭側頭型に限らず、すべての認知症に当てはまり、症状も同様に様々です。

現在、日本では抗認知症薬としてアリセプト、レミニール、イクセロンパッチ、リバスタッチが認可されていますが、どの薬も進行を抑えるためのもので、認知症自体を治す効果はありません。

認知症を発症してからの余命は7～10年と言われています。つまり、その期間は何らかのケアを必要とするわけです。ただ、認知症の場合、患者本人は良いことも辛いことも忘れていきます。最終的に自分の状況も判断できなくなる病気ですから、本人よりも家族が辛い思いをすることのほうが多いかもしれません。

認知症は遺伝、生活習慣病、事故や病気の後遺症など様々な原因が考えられますが、欧米での調査では**孤独な人や、他人との関わりが少ない人、耳が遠くなり会話の機会が少ない人ほど認知症リスクが高い**と言われています。認知症の予防については第3章で述べますが、できるだけ人と接する機会を作ることが、健康寿命を延ばすコツと言えるでしょう。また、年を取った親御さんが心配という人はなるべく会話を増やす、デイサービスなどへの積極的な参加を促し社会とのつながりを持ち続けるようにするといったことも、一案です。

「物忘れ」「うつ」と認知症の違い

「最近、物忘れが激しくなってきた。いよいよ認知症か」

と心配している人もいるかもしれません。けれど、認知症はCT検査などで脳の**萎縮**が確認されることなどをはじめ、総合的な判断で正式に診断されます。そもそも物忘れは20代でもするもので、異常ではありません。

「今朝、何を食べたんだっけ?」「あの人の名前が思い出せない」というのは誰でもする物忘れです。加齢によって頻度は増えますが、大抵、自分で思い出せますし、人から指摘されれば「ああ、そうだった」と納得できます。

認知症の場合は記憶が完全に欠落します。しっかり朝食を摂ったのに「今日は朝から何も食べていない」、家族を見ても「誰？　初めて会う人だ」というのが認知症です。

また、うつ病で気力がなくなった人が認知症と間違われるケースもあります。この場合は自分が病気だという意識の有無が、ある程度の参考になります。

うつ病の人は「なんだかおかしい。うつなのかもしれない」と、自分でなんとなく認識できます。あるいは、家族や知人から「あなた、おかしいよ。病院に行ってみては」と言われれば「そうかな、そうかもしれない」と思うものです。

しかし、**認知症の場合は本人に自覚がなく、周囲から「おかしい」と言われても意に介さず、時には「私は至って正常だ！」と怒り出します。**

もっとも、特に高齢者はうつ病から認知症に移行し、要介護となるケースが多いものです。気分が落ち込む、やる気が出ないなど異常を感じたら早めにかかりつけ医、または心療内科に相談することをおすすめします。

「朝日を浴びるとうつがよくなる」とよく言われます。朝日を浴びると体内時計がリセットされ自律神経が整う、幸せを感じる脳内物質「セロトニン」が分泌されるといった理由があげられています。規則正しい生活をすることでうつの予防には効果があると思いますが、うつ病を治すまでには至りません。やはり、適切な治療を受けることが必要です。それによって、将来的に認知症リスクを下げられるかもしれません。

返事が遅れ出したら大きな選択はしない

認知症の初期症状として、

●身なりにかまわなくなる
●入浴を面倒くさがり、不潔になる
●返事が遅れる

といったことがあげられます。特に返事が遅れ出したら、要注意。たとえば「お父さん」と呼びかけて、すぐに返事をせずにボーッとする、数拍遅れてから返事をすることが増えたら、判断力、認知機能の低下が疑われます。

この兆しが見えたら重要な決断はしない（させない）ほうがいいでしょう。特に投資や預貯金、相続など金銭に関わることは大きなトラブルの原因になります。また、特殊詐欺などの被害に巻き込まれる危険もあるので、電話は家族と友人のみ受け付けるといった処置も必要かもしれません。

前述した通り、認知症を発症したら元通りに治ることはありませんが、早めに気づくことで今後の相談を各方面にしておくことができます。また、投薬によって進行を抑えることも期待できます。ただ、抗認知症薬はまだ新しい薬ですから、効果の有無には個人差があり、確実に進行が治まるかどうかは明言できません。薬の種類によってそれぞれ「怒りっぽくなる」「うつ気味になる」といった副作用が発表されています。医師と相談し、もっとも適した対処法を選んでください。

どのタイミングで病院に行けばいいのか

健康寿命を脅かす大ダメージを防ぐためには医師と上手に付き合うことも大切です。患者さんを見ると、体調不良を覚えてからすぐに病院に行く人、ギリギリまで我慢する人に分けられます。もちろん、早めに受診したほうが良いに決まっています。受診した結果、何もなければそれでいいのです。医師としても「忙しいのに、何もないのに来やがって」とは**絶対に思いません**。「何ごともなくてよかったですね」というのが本心です。

次の症状が出たら痛みなどの症状がなくても〝念のため受診〟をすることをおすすめします。

●ダイエットをしていないのに体重が半年間で5％以上減った
（例・60kgだった人が何もしていないのに55kgになった）
●37度後半の発熱が続く
●お腹が空いているのに食事を前にしても喉を通らない
●体がだるくやる気がおきない
●床に入っても寝つけない

何科に行けばいいのかと言えば――自分でもどこが悪いのかわからず、痛みもない状況なら、内科クリニックがいいでしょう。血液検査を始め、オールマイティな診察ができ、生活習慣病の改善指導も行えます。比較的、数が多く通いやすいのもメリットです。大学病院や総合病院は大がかりで精密な検査ができますが、クリニックからの紹介状がないと初診料として7千700円がかかります。ですので、まず近所のクリニックに行き、より詳しい検査や専門的な治療が必要だったときに紹介状を持って出向くのがいいでしょう。

「どうしても医者が苦手」という人もいます。「医者に行って病気が見つかったら困るから」という人もいるほどです。

私としては、

「いや、我々はそのためにいるんだけれど……」

と苦笑するしかありません。もっとも、病院は特殊な空間ですから、苦手意識を持つのもわかります。

どうしても病院に行くのが苦手、あるいは時間が取れないという人は、オンライン診療を試してみててはどうでしょう。パソコンやスマホを通じて問診を行い、処方薬も宅配で届きます。保険が適用されますから、費用も通院とそれほど変わりません。顔色など患者さんの様子は、ある程度はモニター越しに判断できますが、症状によっては通院をすすめられることもあります。まずはオンラインで先生と顔馴染みになり、通院を開始することで病院への苦手意識はかなり少なくなると思います。

「医者は薬で儲けている」「薬漬けにされるから行かない」という人もいますが、間違いです。**現在、薬は原則として院外処方です。どれほど薬を出しても医師の儲けにはなりません**。儲けるためでなく、患者さんに必要なものを出しているのです。**オンライン診療の報酬も低い**です。

そもそも、現代では、医者はそれほど儲かる仕事ではありませんよ。

第3章

健康寿命を延ばす——病気を予防する

健康寿命を延ばすには食事＜運動

健康寿命を延ばすために何がもっとも必要か――「食事」と答える人は多いと思います。もちろん、食事も重要な一つの要素です。

ですが、私は**「健康寿命を延ばす方法を一つ上げろ」と言われたら「運動」**と答えます。

寝たきりとなり重度の介護を必要とする要介護4～5の大きな原因は脳疾患によるものが多いですが、たとえば買い物や調理などの家事が難しいなど、生活の中で手助けを必要とする要支援1～2、杖や車いすが必要な要介護1～2の人は筋肉、骨、関節に問題があることが多いようです。裏を返すと、筋肉の衰えを防ぐことで、いつまでもひとりで楽しく暮らせる可能性を上げることができます。すなわち自立した生活を続けられ、健康寿命を延ばせると言えるのです。

筋肉は骨を支え、関節を滑らかに動かすために不可欠な存在です。加齢によっ

歩数と生活習慣病による死亡者数(人口10万人当たり)の関係

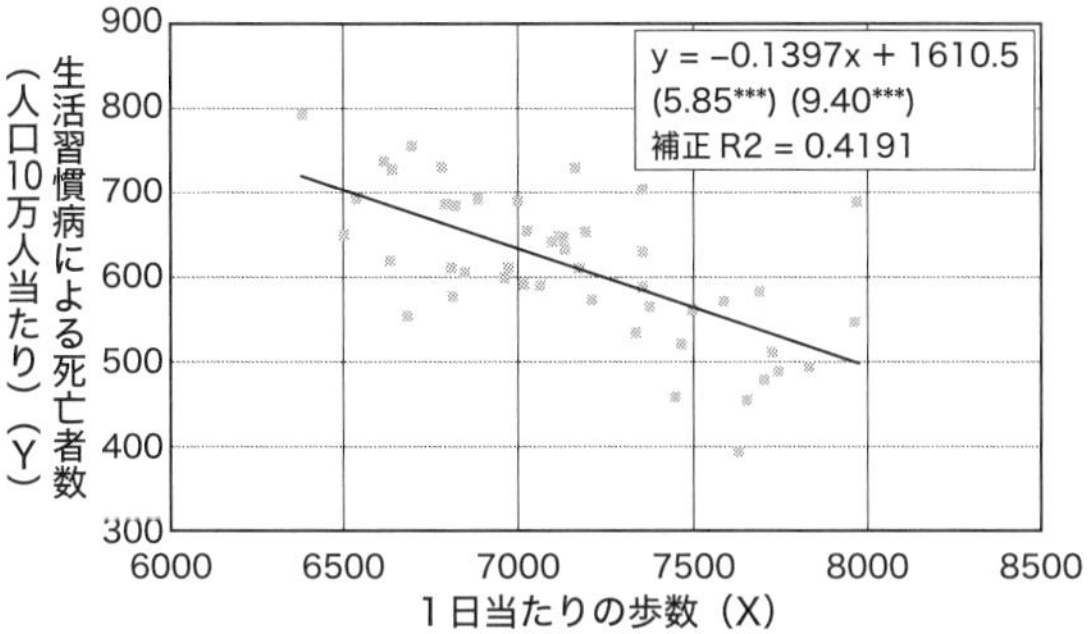

資料：厚生労働省健康局「国民健康・栄養調査」及び厚生労働省大臣官房統計情報部「人口動態統計」より、厚生労働省政策統括官付政策評価官室作成
（注）回帰式の( )内のt値を、***は1%水準で有意であることを表す。
出典：平成26年版厚生労働白書 〜健康・予防元年〜

て筋肉量が減ると姿勢が崩れ、腰痛や膝痛などが起きやすくなります。それが続くと外出が億劫になり、社会との触れ合いも少なくなります。それをきっかけに病気になることもあるかもしれませんし、そうでなくともしょんぼりと家に引きこもっていることは健康であるとは言えないでしょう。

実際、運動量が多い人ほど心筋梗塞や脳梗塞、がんでの死亡リスクが下がるというデータもあります。体を動かすことは気分転換になり、脳への刺激にもなりますから、うつ病や認知症予防にも有効です。

また、男性は筋トレをしている人ほど男性ホルモン（テストステロン）が維持され、野心や社会的行動力が衰えないと言われています。

もちろん、年を取ってからハードなトレーニングでムキムキになることは難しく、またその必要もありません。いまの状態を維持することを心がけて、意識的に運動量を増やすことで、心身の健康を守ることができます。

毎日15分、日光を浴びながらのウォーキングが健康寿命を守る

筋肉を維持し、骨や関節を守るためには、骨に刺激を与えることが大切。そのためには陸上での運動がベストです。運動の中でも、もっとも手軽で効果があるものがウォーキングです。結論から言えば、

「毎日15分、日光を浴びながら散歩してください」

歩数は1日8000歩以上、速めのスピードで歩くのが理想ですが、慣れないうちはそこまで気にしなくても大丈夫です。最低限のラインとして自分のペースで15分散歩することを目標にしましょう。「ウォーキング」と考えると身構えてしまうかもしれませんが、車や自転車で買い物に行っていたとしたら、徒歩にするといったことでも十分達成できる数字ではないでしょうか。

日光を浴びることも重要です。骨粗しょう症を予防するには骨密度を下げない生活習慣が肝心です。骨＝カルシウムというイメージで牛乳や小魚をたくさん摂る人もいますが、カルシウムだけを摂れば十分というわけではありません。腸でのカルシウムの吸収を助けてくれるビタミンDが必要です。そして、ビタミンDは体に紫外線が当たることで生成されるのです。ビタミンDの生成に必要な時間が約15分というわけです。ガラスは紫外線をほとんど通しませんから、屋外に出ることが重要です。また、雨や曇りの日など、イレギュラーな変化は気にしなくてかまいません。コンスタントに続けていきましょう。

「我が家は日当たりがいいから外に出なくても日光浴ができる」という考えは間違いです。骨を丈夫にするためには必ず外に出て太陽の下で歩きましょう。

紫外線は皮膚がんの原因になると言われていますが、15分程度の日光浴ではそのリスクは低いと思います。女性の場合は日焼けによるシミ、シワなど肌の老化が気になる人もいるでしょう。ビタミンDを生成するために紫外線を当てる場所は、約15㎠（3×5㎝）程度の広さがあればどこでもかまいません。たとえば手の甲や腕、足でも大丈夫です。日焼けが気にならない場所を選び、顔や首筋には日焼け止めを塗ってガードしてください。


ウォーキングには、わずかですが転倒のリスクがあります。現在、すでに足が弱った高齢の人にとっては、屋外のウォーキングが難しいこともあるでしょう。道路は意外に段差や障害物が多く、ちょっとした凸凹に足を取られてしまうこともあります。また、高齢の親御さんに運動をさせたいが、外に出すのが不安だというケースもあるかもしれません。

その場合は、日光に当たることからははずれますが、まず歩くことを目的として**デパートやショッピングモールなどの中を歩き回るだけでも結構です**。デパートは床が凸凹していませんから、比較的つまずきにくく安全です。高齢の親御さんがいるなら、週に1度でも車でデパートに連れて行き、一緒にウィンドウショッピングをするのはどうでしょうか。

買い物をしながらかなりの時間を歩き回れますし、ひきこもりがちな高齢者にとっては、良い気分転換にもなります。転倒のリスクはゼロにはなりませんが、まずは歩くことを優先しましょう。

転倒が怖いからと歩くことをやめると、どんどん筋肉が落ち、体が弱ってしまいます。すると、かえって少しの段差につまずいて転倒しやすくなり、骨折から寝たきりになる危険が高まります。

動けるうちは歩く――健康寿命を延ばすためにはこのことを頭に入れておきましょう。

筋肉を維持するトレーニングは継続が大事

筋肉を維持し続けるには体に負荷がかかる運動が効果的です。これは「**レジスタンストレーニング**」と呼ばれ、医学的にも糖尿病の予防・改善効果があることがわかっています。

負荷がかかる運動の代表はダンベル体操ですが、わざわざ購入する必要はありません。「より選択肢が増える」程度のものです。特に運動習慣がない人が重い器具を急に使うとかえってケガをすることもあるので注意しましょう。

レジスタンストレーニングは自重＝自分の体重を負荷にすることができます。簡単なものではスクワット、腕立て伏せなどがあります。中でも次の運動は簡単で、筋肉とともにバランス感覚を鍛えられるのでおすすめです。

【ランジ】
①両足を少し開いて真っすぐ立つ。手は腰に当てる
②上体を真っすぐにしたまま片足を前に踏み出し、腰を落とす
③上体がぶれないよう、①に戻り逆側の足を踏み出す
※理想は片足につき10回ずつ。体力に応じて調整を

【片足立ち】
①椅子やテーブルなど、しっかりとしたものにつかまり、目を閉じて片足で立つ
②1分経ったら目を開けて、逆側の足で立つ
※目を閉じるのが怖い人や、ふらつきが強い人は目を開けたままで時間を短縮してもOK

ランジ

①両足を少し開いて真っすぐ立つ。手は腰に当てる
②上体を真っすぐにしたまま片足を前に踏み出し、腰を落とす
③上体がぶれないよう、①に戻り逆側の足を踏み出す
※理想は片足につき 10 回ずつ。体力に応じて調整を

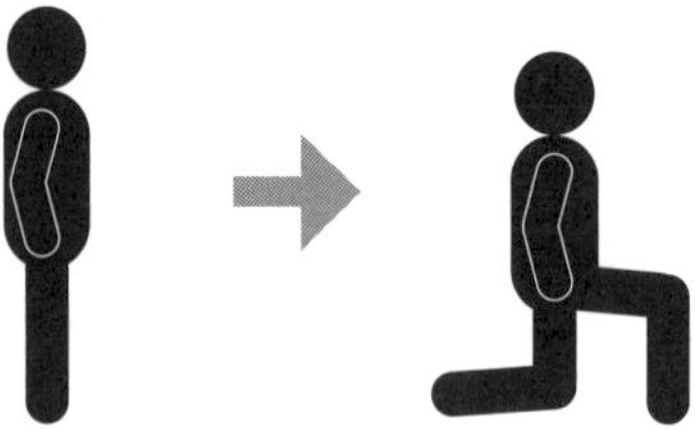

片足立ち

①椅子やテーブルなど、しっかりとしたものにつかまり、目を閉じて片足で立つ
②1分経ったら目を開けて、逆側の足で立つ
※目を閉じるのが怖い人や、ふらつきが強い人は目を開けたままで時間を短縮してもＯＫ

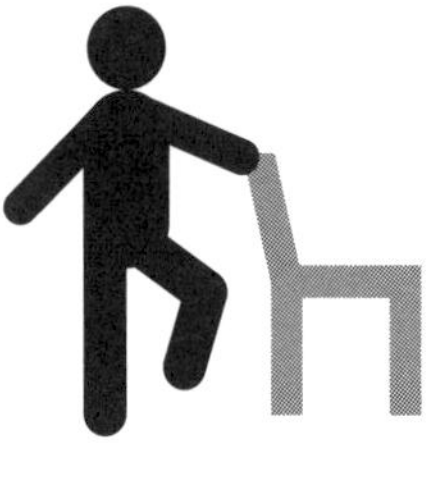

筋肉とともにバランス感覚を鍛えることは転倒防止に有効で、WHOでも推奨しています。つまずきやすさを感じたらすぐにでも始めましょう。

レジスタンストレーニングは週に2〜3回行うことが理想的だと言われています。ただ、トレーニングは回数よりも継続することが大切です。週3回、きっちりと行っても、続かなければ意味がありません。

私としては、**たとえスクワット2〜3回、片足立ち30秒だとしても毎日続けていくほうが効果は上がる**と考えています。ふと気がついた時や寝る前など、いつでもかまいませんから、まずは動作を続けてみてください。

レジスタンストレーニングは有酸素運動と組み合わせることで、より効果が高まるとされています。有酸素運動の代表はウォーキングです。毎日、コンスタントに歩き、合間にトレーニングすることを続ければ、将来的な健康寿命に大きな差が出る可能性もあります。

痛みがある人は寝ながらトレーニングがおすすめ

腰痛や膝痛がある人は無理に運動をすると、かえって症状が悪化する危険があります。すでに病院に通っている人は医師の指示に従ってください。

痛みがある部分は動かさず、安静を保つことが基本です。ですが、まったく体を動かさないと、筋肉はどんどん落ちていきますから、できる範囲での運動を続けましょう。寝ながらできるトレーニングは腰、膝への負担が少なくおすすめです。

【寝ながら足上げ】

①仰向けになり、片足を真っすぐできるだけ高く上げる

②ゆっくりと床に下ろす。理想は片足10回ずつ両足で繰り返す

このほか、椅子に座りながら足を上げ下げする、座ったまま足踏みをするなど、痛みのない方法を探してみてください。

また、**レジスタンストレーニングは下半身を優先して行うことをおすすめします**。太ももの筋肉（大腿四頭筋《だいたいしとうきん》）は体の中で最も大きな筋肉で、立つ、歩く、座るといった日常の動作を支える役割を持っています。また、糖尿病にかかると筋肉が分解さ

寝ながら足上げ

①仰向けになり、片足を真っすぐできるだけ高く上げる
②ゆっくりと床に下ろす。理想は片足10回ずつ両足で繰り返す

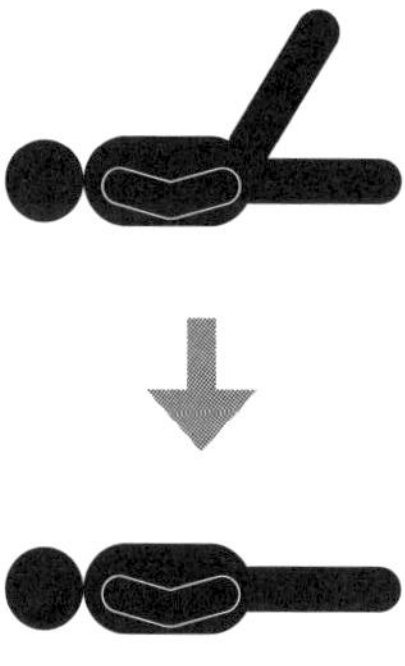

れやすくなり、下半身から分解されてしまうという説もあります。

放っておくと衰えやすい部分ですから、体力に余裕のあるうちからきちんと鍛えておきましょう。筋肉の貯蓄があれば、高齢者になった後の衰えがゆるやかになります。

家の中でも1時間に1度は立ち上がる

家の中でも、なるべくこまめに動くことを心がけましょう。**長時間座りっぱなし、横になりっぱなしの生活を続けている人は、そうでない人に比べて寿命が短く、生活習慣病、血管疾患、がん、認知症の発症が高まることがすでにわかっています**。また、1日8時間以上座っている人の死亡リスクは、そうでない人に比べて60％も上昇したという研究結果もあります。

座りっぱなしでいることのもっとも大きなデメリットは、下半身の筋肉をほとんど使わず、常に運動不足の状態になることです。特に太ももの筋肉である大腿四頭筋を長時間動かさないと、インスリンの働きが低下して糖尿病のリスクが上がる、血液中の中性脂肪が増加し脂質異常症の原因になるとも言われています。

連続して座っている時間は3時間以内に収めたいものです。できれば**1時間に1回は立ち上がり、部屋を一周する**ことをおすすめします。テレビを見ているのならCM中に立ち上がり、お茶を淹れにキッチンまで行くだけでもいいでしょう。

座りっぱなしの弊害が知られるようになってから、欧米ではなるべく座らずにデスクワークや会議をするためのスタンディングデスクの導入が増えているそうです。日本では〝立ったまま何かをする〟ことは行儀が悪いと感じるかもしれませんが、たとえば簡単な書き物やひとりでの食事などは立ったまま行い、座らない習慣をつけていくのも一案です。

仕事の都合上、あるいは健康上の理由で定期的に立ち上がることが難しい人は

●座ったまま足踏みをする
●靴の中で足の指を丸めたり開いたりを繰り返す
●リズムを取りながら体を揺らす
といった方法でこまめに足を動かすようにしてください。

塩分・糖分を控えた食事で血管を守る

運動は筋肉を鍛え、寝たきりを防ぐために有効ですが、血管の健康を守るためには食事にも気をつけたいものです。脂質異常——特に悪玉コレステロールは運動だけで減らすのは困難な場合もあります。毎日の食事から摂るコレステロールを増やさないように質と量をコントロールすることが必要です。

また、血管にこびりついたプラークは自力できれいにすることはほぼできません。放っておけばプラークが破れ、血栓を作る原因にもなります。血管をきれいにすることは難しいですが、これ以上、血管が劣化しないよう、老化の進行を防いでいくことが大切です。

第1章で述べた通り、バランスを考えながら好きなものを適量食べることが幸せな生活の基本だと思っています。その中で、**できるだけ減らしていきたいのが塩分**です。

塩分を摂ると、血液中のナトリウム濃度が増えます。さらに血中のナトリウム濃度が上がるとそれをカバーするために水分が増え、血液量が増えます。すると全身に押し出す力＝血圧が高くなるのです。

現在、理想的な1日当たりの塩分摂取量は男性7・5g、女性6g、高血圧や慢性腎臓病の予防には6g未満が推奨されています（厚生労働省「日本人の食事摂取基準」2020年版）。血管を守るには6g以内に収めたほうがいいでしょう。目安としては計量用小さじ1杯です。

最近は外食のメニュー表や加工品の食品成分表にも塩分量が記されています。細かい計算が面倒なら、ざっとでいいので、極端に塩分が増えないように計算しながら食べましょう。**薄味が苦手な人はコショウなどの香辛料や酢、ハーブや柑橘類を加えて物足りなさをしのぐのも手**です。減塩調味料もうまく使ってください。

糖も血管を傷つけます。糖を体内に取り込むと血糖値が上がり、インスリンによって下がります。**血糖値が急激に上下する「血糖スパイク」が血管に負担をかける大きな原因**です。糖尿病の原因になることは言うまでもありません。

私自身は「○○を食べるな」というタイプの医師ではありませんが、コーヒーや紅茶はブラック・ストレートで。重篤な糖尿病でない限り、和菓子やスイーツを適量食べる分には問題ないと思います。

避けたほうがいい食品の中に**トランス脂肪酸**があります。わかりやすく言えばマーガリン、ショートニングです。現在、製品中のトランス脂肪酸含有量を減らす努力をしている企業もありますので、すべてが「悪い」ということではありません。ですが、本来は常温で固まらない植物性油脂を固めて作る際に生成されるトランス脂肪酸は〝食べるプラスチック〟と呼ばれる不飽和脂肪酸の一種。**善玉コレステロールを減らし、悪玉コレステロールを増やすことから、動脈硬化や心疾患のリスクを上げる**と言われています。

欧米では使用が制限されているところが増えていますが、日本では現時点での規制はありません。理由としては日本人が摂取するトランス脂肪酸の量が欧米に比べてごく少ないためだと言われています（食品安全委員会見解）。実際に日常生活で大量に食べることはないですし「バターよりマーガリンのほうが軽くて好き」だという人がたまにパンに塗る程度なら心配することはないでしょう。ただ、できれば避けたい食品であることは頭に入れておいてください。

唯一、健康寿命を延ばすエビデンスがある地中海食

実は食事と寿命の関係性についてはまだ研究途中で、ハッキリとした因果関係はわかっていません。その中で、**健康長寿に効果があると多くの論文が出ているのがイタリア、ギリシャなどで伝統的に食べられている「地中海食」**です。

1985年、アメリカ・ミネソタ大学のアンセル・キース博士が行った疫学研究で、地中海沿岸の国に住む人たちに動脈硬化や心筋梗塞、脳血管疾患が少ないことが報告されました。2014年にはアメリカ・ハーバード大学の研究班が、地中海食に血管疾患や糖尿病、がん、アルツハイマー型認知症などの病気を予防し、健康寿命を延ばす効果があると結論づけています。

地中海食の特徴は次の通りです。

●炭水化物は精白していない全粒穀物を食べる

●油脂はオリーブオイルを使う
●果物や野菜を豊富に使う
●たんぱく質は肉や乳製品より魚を中心に摂る
●料理にナッツ、ハーブ、スパイスを使い塩分を控える
●食事の際に赤ワインを適量飲む

控えめにする食品としては次のものがあげられます。

●卵は週4個以内
●ケーキ、スイーツは週1～2回
●牛肉、豚肉は月に数回にとどめ、鶏肉と魚をメインにする
●加工品はできるだけ控える

日本の暮らしでは油をオリーブオイルに、主食を玄米に代えることから始めるといいかもしれません。

ただ、オリーブオイルには独特の風味があり、苦手な人もいるでしょう。その場合はなたね油（キャノーラ油）に代えても結構です。オリーブオイルと成分が似ているため、同じような効果が期待できます。

もともと魚をよく食べ、野菜料理が豊富な和食は地中海食との相性が比較的良いものです。和食の欠点は濃い味付けで、塩分が多いこと。ナッツやオリーブオイル、ハーブ類をプラスすると、無理なく塩分を減らすことができます。

赤ワインも和食や日本のおつまみに意外と合いますから、嫌いでなければビールや日本酒から代えてみるのもいいでしょう。

食事は楽しみながら摂ることが一番です。こだわりすぎて苦手なものを我慢しながら続けていくのは、本来の健康の定義からはずれてしまいます。

普段の生活に地中海食のエッセンスを上手に取り入れてみましょう。

野菜や果物はそのまま食べる

「健康の秘訣はバランスの良い食事」とよく言います。これが抽象的でなかなかわかりづらいものです。要は「好きなものを食べていいがひとつのものに偏らず、まんべんなく食べること」。炭水化物ばかり、肉ばかり、野菜ばかり……と集中しすぎることは感心しません。

偏りのない食事の中で、野菜を多めに摂ることが理想的です。現在、日本では1日当たり350gの野菜を摂ることが推奨されています。生の状態なら両手3杯分が目安ですが、調理してかさを減らせば食べられる量です。

野菜をたくさん摂ろうと、野菜ジュースを飲むことは避けてください。**市販の野菜ジュースは飲みやすくするために糖分がたっぷり入っている場合があります。**1日当たりの野菜の量そのものをクリアできても、糖分をそれ以上に摂ってしまうことになり、糖尿病のリスクを上げる危険があるのです。また、栄養面も加工の段階で失われ、野菜の持つビタミンやミネラルをすべて摂取することはできません。

フルーツジュースも同様です。果物をおやつやデザートとして食べるのは大変結構です。ですが、**果物の栄養は皮や房、筋などをトータルで食べなければ逆効果な場合があります**。また、果物には糖分である果糖が含まれていますが、食物繊維によって体への吸収が穏やかになります。ところが、ジュースには食物繊維が含まれていないため、果糖をダイレクトに吸収してしまい、血糖値が急に上がって糖尿病のリスクを上げることになるのです。

どうしても野菜や果物をジュースで摂りたい場合は、ミキサーを使って皮ごと砕いたスムージーをおすすめします。ただ、手間暇を考えると果物はそのまま食べ、野菜は料理として食べるほうがラクではないでしょうか。

健康寿命を意識するならまず禁煙外来に

健康寿命を語る上で、一番避けたいものはタバコです。タバコは百害あって一利なし――人によってはリラックスできたり、コミュニケーションの一環であることもありますから、一利くらいのメリットはあるかもしれません。問題は、デメリットのほうが大きすぎることにあります。

ニコチン、タールを始めとする有害物質を肺に吸い込むのですから、呼吸器にダメージを負うのは言うまでもありません。肺がん、咽頭がんのほか、動脈硬化や糖尿病のリスクを上げることもすでにわかっています。健康寿命にもっとも影響する病気はＣＯＰＤ（慢性閉塞性肺疾患）でしょう。慢性的に気管支炎を起こし、やがて肺気腫を発症して呼吸困難を引き起こします。少しの距離を歩くだけでもゼェゼェと息が上がり、気軽な散歩も楽しめません。進行すると、酸素ボンベを手放せない生活となります。少しの動きで息がきれてしまう人は、すぐにでも禁煙したほうがいいでしょう。

喫煙者のほとんどは、脳がニコチン依存症——ありていに言うなら中毒になっている状態です。これは病気の一種ですから、自力で止めることはかなり難しいと考えてください。市販のニコチンパッチやガムを使うのも悪くありませんが、

確実に禁煙するためには禁煙外来を受診することをおすすめします。

カウンセリングの後、医療用の禁煙補助薬を8〜12週間使う治療方法が主流です。費用は使う薬やクリニックによって異なりますが、問診とスクリーニングテストを行い、ニコチン依存症と判断された場合は保険適用となります。

「禁煙したいけれど、続いた試しがない」という人は、すでにニコチン依存症に陥っている可能性が高いです。病気であることを自覚し、「タバコを止める!」という目標の前に、まず禁煙外来に行くことを考えましょう。気軽に相談できるよう、オンラインでカウンセリングと処方を行うクリニックも増えているようです。

ただ「イライラしたときに吸うと気持ちが落ち着く」「タバコがないと生活がつまらない」という人は、第1章で述べたようにリスクがあることを覚悟して吸う分にはいいでしょう。

リラックスするための、ひと吸いのタバコが肺がんを引き起こすかと言われたら、そうとも言い切れません。医師としては喫煙をすすめることはできませんが、禁煙を強要することもありません。健康を維持するのにどのような選択をするのか決めるのは、あくまでも自分自身です。

ニコチン依存症に係るスクリーニングテスト

5項目以上当てはまる場合、ニコチン依存症と診断されます。

	質問項目
1	自分が吸うよりも、ずっと多くタバコを吸ってしまう事がありましたか。
2	禁煙や本数を減らそうと試みて、できなかったことがありましたか。
3	禁煙したり本数を減らそうとしたときに、タバコがほしくてほしくてたまらなくなることがありましたか。
4	禁煙したり本数を減らそうとしたときに、次のどれかがありましたか。 (イライラ、神経質、落ち着かない、集中しにくい、ゆううつ、頭痛、眠気、胃のむかつき、脈が遅い、手のふるえ、食欲または体重増加)
5	上の症状を消すために、またタバコを吸い始めることがありましたか。
6	重い病気にかかったときに、タバコはよくないとわかっているのに吸うことがありましたか。
7	タバコのために自分に健康問題が起きているとわかっていても、吸うことがありましたか。
8	タバコのために自分に精神問題（※）が起きているとわかっていても、吸うことがありましたか。 ※禁煙や本数を減らした時に出現する離脱症状（いわゆる禁断症状）ではなく、喫煙することによって神経質になったり、不安や抑うつなどの症状が出現している状態
9	自分はタバコに依存していると感じることがありましたか。
10	タバコが吸えないような仕事やつきあいを避けることが何度かありましたか。

出典：東京都福祉保健局

お酒の飲み方は「1週間のトータルで考える」

「お酒は適量なら体に良い」

そう、昔から言われています。確かに適量の飲酒が深刻なダメージにつながることは少ないのですが、かと言って「体に良い」というわけではありません。リラックス効果をもたらすものとして、コミュニケーションツールとして適宜使う分には許容できるといった程度です。医師が積極的にすすめるものではありません。「健康にいいんだ」ということばかりがクローズアップされると、自分を甘やかすことにもつながる可能性があります。「お酒は体に良い」と拡大解釈をして飲みすぎにつながることもあるので気をつけましょう。

一般的に言われているアルコールの適量は20g。ビール500㎖、日本酒1合、ワイン200㎖とされています。外食ならお酒の注文は1回、家で飲むなら缶1本程度ということになり「少ない、足りない」という人も多いでしょう。

ただ、**アルコールは発がん物質の一種だということは忘れないでください。**長期間、過度に摂取するとがんのリスクが上がります。アルコールは肝臓で分解されるため、肝硬変や肝臓がんにかかりやすくなると思っている人は多いですが、影響はほぼすべての消化管に及びます。口腔がん、咽頭・喉頭がん、食道がん、乳がん、大腸がんと、明らかになっているだけでもかなりの臓器に影響を及ぼすのです。長期間にわたる過度な飲酒は脂質異常症や糖尿病といった生活習慣病の原因となることも忘れてはいけません。

また、大量にアルコールを摂取し続けると、認知症のリスクが上がることもわかっています。ビール350㎖換算のアルコールを1週間当たり14本以上飲んだ人の認知症リスクは、1～6本の人に比べて2・5倍近くも多くなりました（145ページ図参考）。

データの上では、アルコールをまったく飲まない人より、少量～適量飲む人のほうが、認知症リスクが下がることがわかっています。けれど、お酒を飲めない人

1週間当たりの飲酒量と認知症の危険性

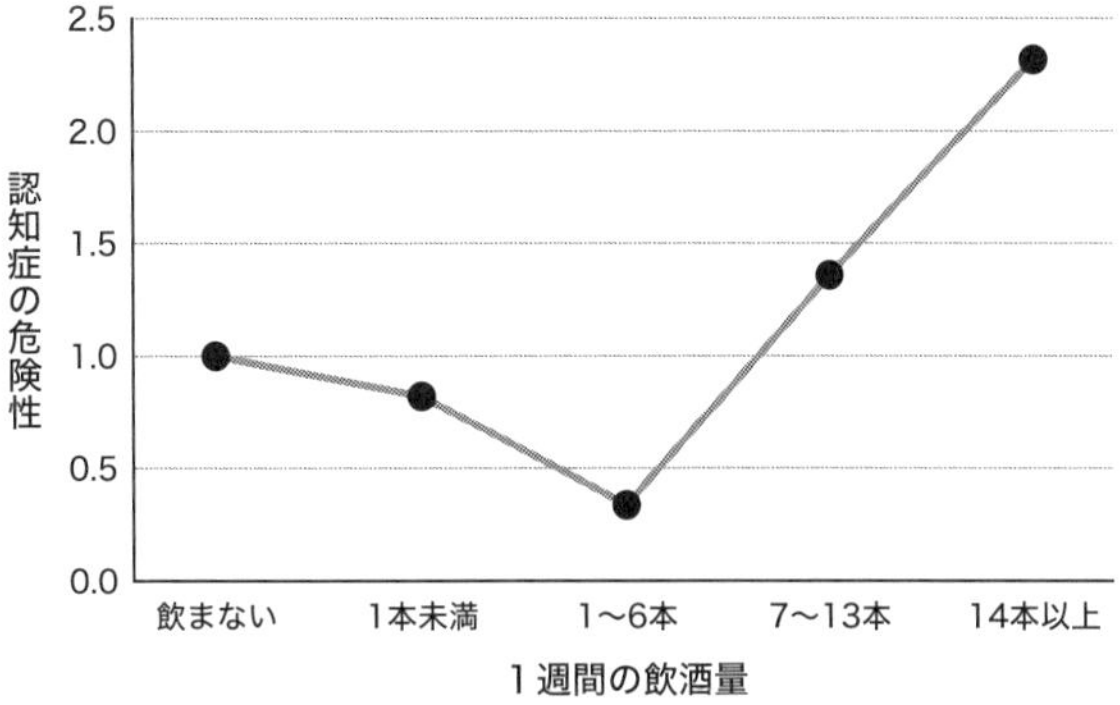

出典：e- ヘルスネット「アルコールと認知症」

が無理に飲む必要はありません。現在進められている研究はアルコールが体に与える影響と弊害に関するものがほとんどです。他の病気との関連を考えると、トータルで見ればまったく飲まないにこしたことはないのです。

お酒が強い・弱いは肝臓でのアルコールの分解酵素活性の強弱に左右されます。アルコールは体内に入ると「アセトアルデヒド」という物質に分解されます。このアセトアルデヒドにアルコールが持つ発がん性と毒性が残っています。さらにアルデヒド分解酵素によって完全に無毒化されるのです。

アルデヒド分解酵素には濃い濃度を分解するI型、低い濃度を分解するII型があり、日本人はII型の活性が低い人が多いと言われています。お酒を飲むと顔が赤くなる人はII型の酵素が足りていないと考えられます。まったく飲めないわけではないので、つい無理をして飲んでしまいますが、それが続くと発がん性物質であるアセトアルデヒドが体内に溜まり続け、がんのリスクを上げてしまうのです。**顔が赤くなるタイプの人は無理に飲まない、飲むときは少量を心がける**ようにしましょう。

分解酵素の強弱は遺伝子によるもので、いわば先天的なもの。ですから**「練習すればお酒は飲める」というのは間違い**です。中年以降になると飲めない若い人にお酒をすすめる人がしばしばいますが、急性アルコール中毒などの事故につながりますからやめてください。

個人的には、お酒は無理に飲まず、強要せず、楽しく、おいしく飲むことが一番だと考えています。体のことを考えて健康的にお酒を飲むポイントは「1週間のトータルで考える」こと。週に1度、ビールを10本飲むより、毎日1本ずつコンスタントに楽しむほうが体にダメージを与えません。また「休肝日」を設けている人もいますが、せっかく肝臓を休めても飲み会で爆発して浴びるほどに飲んでは本末転倒です。毎日浴びるほど飲んで週に1度の休肝日を設けてもリスクが下がることは期待できません。

ショートスリーパーを目指さない

食事や運動と同じく、日常生活の中で健康を維持するために必要なものに「睡眠」があげられます。「何時間、寝ればいいのか」ということは多くの人が持つ疑問でしょう。

様々な研究の結果「睡眠が6時間以下だと体に悪影響を及ぼす」ことがわかっ

ています。慢性的な睡眠不足がうつ病やメンタルの不調を引き起こすリスクとなることは想像できるのではないでしょうか。メンタル以外でも「睡眠時間が6時間未満の人は高血圧や糖尿病のリスクが上がる」「がんや心筋梗塞の死亡リスクが高まる」というデータがあります。

逆に8時間以上の長い睡眠は寿命を縮めるというデータもありますが、すべての睡眠時間が長い人の寿命が短いとは一概には言えません。長時間睡眠が健康に与える影響については、まだハッキリとはわかっていませんが、睡眠不足よりはたっぷり寝たほうがまだ体に良さそうです。

これらを踏まえたうえで「理想の睡眠時間」を導き出すと「7時間」ということになるでしょう。

また、最近はショートスリーパー、ロングスリーパーという言葉がポピュラーになっています。定義としては6時間未満の睡眠時間で健康を維持できる人をショートスリーパー、9時間以上の睡眠を必要とする人をロングスリーパーと呼びます。ショートスリーパーの中には毎日3時間程度の睡眠でも元気に活動できる人もいるようです。睡眠時間が短いほうが日中の活動時間が増えるのは当然ですから、生産性を上げるためにショートスリーパーを目指そうとする人もいるかもしれません。

結論から言えば、**必要とする睡眠時間は遺伝子によるものなので、努力で変えることはほぼできません**。また、ショートスリーパーの遺伝子を持ち、毎日短時間の睡眠でも問題ないという人も、後々まで支障がないかどうかはまだわからないのが現状です。無理に睡眠時間を短縮することはおすすめできません。

布団に入る前、「気持ちよく酔って寝たい」と寝る前にお酒を飲む人もいるかもしれません。ですが、アルコールは睡眠の質を下げることもありますから、寝しなのお酒はなるべく控えましょう。どうしても飲みたい人は1杯までにとどめたいものです。

スマホを寝る前にいじることも眠りにくくなる原因になります。睡眠を誘うホルモン「メラトニン」の分泌が減るためです。どうしてもスマホが気になってしまう人は、寝床近くにスマホを置かない、別室で充電する、など工夫してみるといいでしょう。

たっぷり寝ているのにもかかわらず日中の眠気が取れない人は「**睡眠時無呼吸症候群**」に罹患している可能性があります。眠っている間に呼吸が止まり、無意識下で苦しがって眠りが妨げられている状態です。いびきが激しい人に多い症状で、家族に「いびきの後、息が止まっていたよ」と指摘されることもしばしばです。あまりに眠気がひどく、寝ても疲れが取れない場合は、まずは呼吸器内科に相談してください。

「いびき外来」では寝ているときの呼吸をチェックできます。

マインドフルネスを習慣化してストレスと上手に付き合う

「ストレスが万病のもと」というのは本当です。

ストレスが原因となる病気のひとつに「うつ病」があげられますが、それ以外にも過度なストレスは体の不調を引き起こすことがあります。代表的な病気が「**過敏性腸症候群**」。緊張や不快感をきっかけに、腹痛と下痢を起こす病気です。似たような原理で、「**機能性ディスペプシア**」と言って胸やけや吐き気、嘔吐を起こすこともあります。

一度はよくなっても、ストレスを感じると再発しやすいため、完治させるにはストレスのもとから離れることが唯一の治療法と言えます。

天災に見舞われてしまった、近しい人が亡くなったといった大事件によるストレスは、時間が解決してくれる「**時間薬**」が効くことが多いです。仕事上の人間関係や配偶者、親族との関係などによる継続的なストレスは、転職や離別、引っ越しなど思いきって環境を変えることで軽減することもあります。ただ、これらのストレス源には複雑な背景があることが多く、簡単に状況を変えることが難しい人も多いでしょう。いまの状態から動きづらい人は、友人に話を聞いてもらう、思いのたけを日記に書き記す、心療内科やストレス外来のカウンセリングに行くなど、少しでも気持ちをラクにできる方法を見つけるのもいいかもしれません。親御さんの介護に悩んでいるなら、自治体の福祉課などでも相談に乗ってくれると思います。とはいえ、誰もがすぐに行動できるわけではありません。ひとつのストレスが去っても、次のストレスがやってくることも多いものです。

我々が生きている以上、外部からのストレスを受けずに過ごすことはできません。むしろ、完全にストレスをなくすと、達成感や幸福感が満たされず、逆にストレスになると言われています。厳密に言えば、暑さや寒さもストレスの一種です。暑さというストレスがあるから、涼しくなったときに幸せを感じることができるのです。ですから、**どうしても避けられないストレスは無理になくそうとせ**

ず、上手に付き合っていくほうが健康的でしょう。

最近、心身の健康状態を向上させる方法として「**マインドフルネス**」が注目されています。瞑想の一種ですが、スピリチュアルやオカルトとは関係ありません。医学的な研究が進められ、うつの再発予防、血圧の安定、腰痛緩和などに対する効果が発表されています。ストレスの緩和効果も確認され、すでにアメリカでは医療行為として使われている方法です。

普段は意識しない部分に集中することがマインドフルネスの概念で、呼吸に意識を向けることがもっともポピュラーです。

【マインドフルネスの方法】

①楽な姿勢で座る

②目を閉じて呼吸に集中し「吸う」「吐く」だけに気持ちを向ける

③途中で「楽しい」「悲しい」「体がかゆい」といった雑念が起きたら止める
④再び呼吸に集中することを繰り返す

1日に5〜10分行うことが理想ですが、時間よりも毎日続けることがポイントです。週に1回、10分行うより、1回雑念が起きた段階で止めても毎日行うほうが、効果が出るのです。家の中はもちろん、電車の中でもできますから、毎日の習慣に組み込んでください。家族がいて落ち着ける場所がないなら、お風呂やトイレでも大丈夫です。

普段意識しない部分では歩くことに集中する方法もあります。たとえばじっと座っているのが苦手なら、歩くときに「右足」「左足」と動作にだけ意識を向けるのです。ただ、外では人にぶつかるなど危険なこともありますから、家の中で行うほうがベターです。

ヨガもマインドフルネス同様、体の部位と呼吸に集中するためストレス緩和に効果があると言われています。何か体を動かす趣味や習い事を考えているなら、ヨガを選択肢に入れてもいいかもしれません。

定期的な歯科検診で8020を目指す

1989年から厚生労働省（当時厚生省）と日本歯科医師会が共同で「8020運動」を始めました。いつまでも自分の歯で食事を楽しめるよう「80歳になっても20本の自分の歯を持つ」ことを目的とした運動です。成人の歯の本数は28本＋親知らず4本。親知らずを別にすると、抜け落ちる歯、抜歯する歯を8本以内に抑えるということです。近年ではデンタルケアの重要性が認知され「8020」の達成者が50％を超えました（157ページ図参照）。

歯の健康を維持することは、健康寿命の観点からも大いに賛成です。食事をおいしく食べることはそのまま幸福感につながりますし、噛むことで口まわりの筋肉が鍛えられます。誤飲と誤嚥性肺炎を防ぐ効果が期待できるのです。

「8020」を達成するには当たり前ですが日常的な歯磨きと歯科検診をしっかり行うこと。

歯を失うもっとも大きな原因は歯周病です。歯周病菌が歯や歯を支える骨を溶かし、最終的に歯が抜け落ちてしまうのです。歯周病菌が歯ぐきから血管に入ると、血管内に炎症を起こし、動脈硬化や心筋梗塞、糖尿病、認知症のリスクを高めると言われています。

歯周病菌はプラーク（歯垢・菌の塊という意味）に住み着いています。歯科衛生士の指導のもと、正しいデンタルケアを身につけましょう。歯ブラシ、デンタルフロス（糸ようじ）、歯間ブラシの正しい使い方を身につけ、プラークを毎日取り除いてください。ただ自力で口内のプラークをすべて取り去ることは難しいでしょう。

8020(現在歯20本以上)割合の年次推移

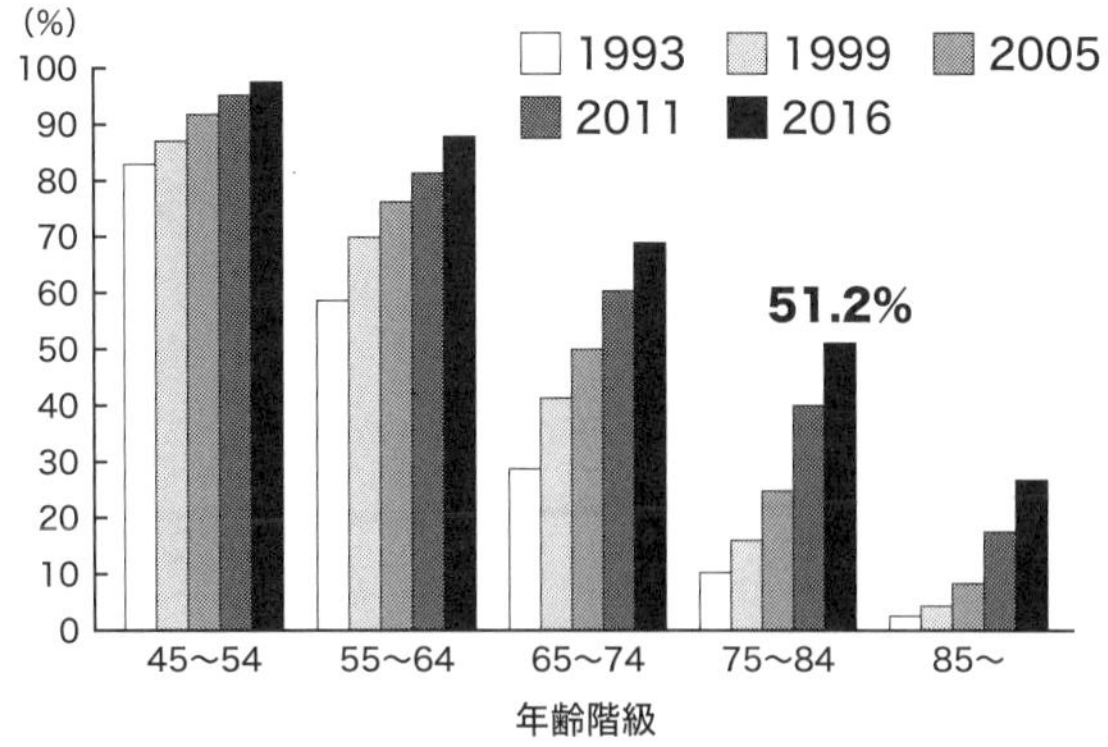

出典：厚生労働省「歯科疾患実態調査」

プラークが石灰化し、歯石としてこびりつくと自力で取ることは不可能です。歯石の中でも歯周病菌は生き続け、口や全身に悪さをしますから、歯科クリニックで定期的に口の中をクリーニングしてもらうことをおすすめします。クリーニングは半年に1度は行きたいもの。口内環境によっては、3か月に1度など頻度が増えることもあります。かかりつけの歯科医の指示に従ってください。

「8020運動」のもっとも大きな目的は「おいしく食事をして楽しい人生

を送る」ということです。ですので、もし自分の歯を失ってしまったとしても、適した義歯を入れれば最低限の問題はクリアできると思います。

もちろん、自分の歯で食べることが一番ですが、義歯だからといって噛む行為そのものが大幅に変わるわけではありません。抜けた歯をそのままにせず、しっかりものを噛めるように入れ歯、ブリッジ、インプラントなど自分にあった方法でリカバーすることが必要です。

認知症の予防は脳トレより筋トレ

認知症の予防に効果があるのが人とのコミュニケーションです。孤独な高齢者ほど認知症のリスクが高まることはすでにわかっています。ですから、年を取ればほど、積極的に人と関わっていきましょう。コロナの制限も徐々に緩和されていますから、家族だけでなく、近所のコミュニティやサークルなどに参加して人と話す機会を作ってください。スナックに遊びに行くのもいいと思います。

耳が遠い人は補聴器を作ってください。**難聴は認知症のリスクを上げますし、聞き返すストレスからも解放されます**。

認知症予防のために「脳トレ」をしている人もいると思います。パズルやナゾトキなど、楽しくやるのはもちろんいいのですが、認知症予防にはあまり意味はありません。脳に刺激を与えるには、思考を巡らせるより、体を使った運動です。体を動かすことで、ダイレクトに神経の働きが刺激となって脳に伝わるのです。筋トレでもいいですし、日課にしたい「15分ウォーキング」にも十分効果が期待できます。高齢者なら寝たまま手足を動かすだけでも結構です。

編み物や手芸など指先を使うことも脳に良いと言われていますが、ハッキリとしたエビデンスは示されていません。脳を活性化させるには、体を動かし、人に会うことから始めましょう。その上で脳トレや手芸を楽しんではどうでしょうか。

「免疫力」という言葉は医学用語ではない

「免疫力を上げて病気を防ぐ」「〇〇を飲んで免疫力を上げよう」とよく言います。ですが、**実は「免疫力」は医学用語ではありません。**

免疫とは病気にかかりにくくするための防御システムのことで、たとえば風邪にかかりにくくするシステム、がんにかかりにくくするシステムなど多くのパターンがあります。また、それに対応する免疫細胞にも様々な種類があります。

一般的に「免疫力が上がる、下がる」というのは、免疫システムがうまく機能しているかどうかを示しているのです。ですから、たとえば「握力」「視力」のように健康診断の結果で数値化できるものではありません。「免疫力」という言葉自体はわかりやすいですし、日常会話として使うことは間違いではありませんが、本書では「**免疫機能**」と記すことにします。

免疫機能は主にウイルスや菌、がん細胞といった体にとっての外敵から防御するためのシステムです。ただ、加齢によって免疫機能が上手に働かないと、若い頃に排除できていたがん細胞がシステムの網をくぐり抜けてがんを発症したり、ウイルスを殺しきれずに風邪や感染症にかかりやすくなることもあります。これが年を取ると病気をしやすくなる原因のひとつになるのです。

ワクチンは弱毒化したウイルスを体内に入れることによる、免疫機能の訓練と言えます。免疫機能が働くと、外敵との戦いの中で発熱や咳、痰、鼻水などの体の不調が出ます。ワクチンの副反応もその一環です。免疫機能が働くほど、一時的な不調が強く出る傾向があります。

動脈硬化や脂質異常といった生活習慣病は自分の体の中で、自分が原因で起こるものですから、免疫機能によって防げる病気ではありません。また、アメリカの研究では免疫機能がうつ病などの精神疾患に作用するとも言われていますが、まだハッキリとした結論は出ていないようです。

「免疫機能を強くする＝万病を治す」ということではありません。とはいえ、生活習慣の改善をすることは体全体の調子を整えます。正しい食事や運動習慣を身につけ、生活習慣病を治すことが免疫機能を上手に働かせ、病気を防ぐ良いサイクルに入ることは可能です。

「○○をすれば免疫力がつく」「○○を食べると良い」といったブームにはほとんど根拠はありません。前述したように免疫機能はシステムですから、ひとつの方法で目に見えて病気を防ぐ効果が活性化することは考えにくいのです。

たとえば、がん細胞の芽を排除する免疫細胞のひとつに「ＮＫ（ナチュラルキラー）細胞」があります。ＮＫ細胞は笑うと活性化すると言われていますが、私自身はその説には懐疑的です。ただ、笑って暮らすことは、医学的なことを抜きにして「楽しい時間」にはつながるでしょう。

一般的に言う「免疫力をつける」のであれば、ひとつの方法にこだわらず、自分にとって幸せで充実した生活を送ることが正解です。

40歳を越えたら年に1度の健康診断を受ける

多くの病気は早期発見することで治療がよりスムーズにできます。完治が難しい病気でも、早めに対処することでコントロールしやすくなり、病気と共存しながら健康寿命を全うすることができるのです。

早期発見にもっとも有効な手段が健康診断です。早期発見というと、痛みや違和感が出たらすぐに病院に駆け込むことだと考えている人もいるかもしれませんが、厳密に言えばそれは「初期症状」。すでに病気は進行している状態です。たとえばがんの場合、がん細胞の芽が出てからしばらく自覚症状はありません。痛みや咳、目に見える出血などが出たらすでにがんは成長しているのです。もちろん、自覚症状が出た段階ですぐに治療をスタートすることで完治する確率は上がりますが、それより大切なのは自覚症状が出る前のがんの芽の段階で見つけて摘むこと。それが本当の早期発見です。ですから、

「健康には自信があったのに、検査をしたら病気が見つかった」
というのはある意味では正解で、命拾いをしたということです。

40歳を過ぎたら、年に1回の健康診断のがん検診を受けておけば安心です。
会社員であれば毎年、会社で健康診断を行っているでしょう。自営業、主婦の場合は自治体から無料診断のクーポンが送られてくると思います。せっかくのチャンスですから、面倒くさがらずに申し込んでください。

人間ドックは健康診断の上位互換です。より多くの検査ができますが、費用は自己負担で、数万円~十数万円かかるのが普通です。また、その場での治療はできず、改めて病院で検査を行うことになります。正直なところ、人によりますが、**費用対効果を考えると、多くの方にとっては、現時点では通常の健康診断で十分**ではないかと思います。

現在、自治体が行っている一般診断では生活習慣病のリスクを測る血液検査、尿検査、検便（便潜血検査）、胃、胸部レントゲン、心電図など約30項目の検査が公費で賄われ、実質無料です。

胃がん、肺がん、大腸がんは通常の検査で発見できることが多く、異変があればより精密な検査へと進みます。乳がん（乳房マンモグラフィー、エコー）、子宮頸・体がん、肝炎などを単独でプラスすることもできます。プラス料金は自治体によって異なりますが、無料〜3千円程度。自費の人間ドックに比べれば格安ですから、受けないのはもったいないことです。歯科検診、眼科検診も自治体での無料クーポンがあります。

「支払っている健康保険料を取り戻す」

という少しヨコシマな考えでもいいので、ぜひ受診しましょう。

やらなくていい検査・やらないほうがいい検査

もちろん、人間ドックに行くなというわけではありません。人間ドックで細かく検査した結果、がんの芽を摘むことができた、というケースもあります。ただ、高額な検査の中にはほぼ無意味な検査もあることを頭に入れておいてください。

代表的なものは**腫瘍《しゅよう》マーカー検査**と**PET検査**です。腫瘍マーカー検査は血液や尿を特殊な機械にかけ、数値が高ければがんを疑います。PET検査は「陽電子放射断層撮影装置（PositronEmissionTomography）という特殊なカメラを使い、がん細胞を発見する方法です。

ただ、腫瘍マーカー、PET検査は本来、がんの転移や再発を見つけるための検査です。数値が高く出ても「がんかもしれない」ことしかわかりません。また、がんがないのに糖尿病や喫煙などの理由で数値が高く出てしまい、再検査となることもよくあります。「がんかもしれない」という恐怖を抱え、病院で精密検査を受け、さらに不安な気持ちのまま迎えた結果は「がんではありませんでした」――何事もなければよいとも考えられますが、時間とお金の無駄だとも思いませんか。この2種類はよほど心配性で、できる検査はすべて受けたい、という人なら受けるのを止めません。

賛否が分かれる検査に**PSA検査**があります。前立腺がんを見つける血液検査で、たんぱく質の一種であるPSA値が高ければ前立腺がんが疑われます。腫瘍マーカー、PET検査同様、がん以外の因子に反応して数値が上がってしまうという欠点はありますが、PSA検査が実施されてから前立腺がんの発見率は格段に上がりました。にもかかわらず、厚生労働省の評価は「推奨しない」、日本泌尿器科学会は「絶対に行うべき」と意見が二分されています。

健康寿命の面から考えると、前立腺がんは進行が非常に遅いがんであることが大きなポイントです。前立腺がんは早期発見した場合でも検査をしながら様子を見る「ＰＳＡ監視療法」がとられることがあります。症状自体も頻尿や残尿感といった高齢男性によくあるものが多いです。苦痛が少ないこともあり、検査をしていない場合は、自分ががんだと知らない間に寿命を迎えることもよくあります。要は、前立腺がんは「知らなくてもいい唯一のがん」だとも言えるのです。

特に痛みもない状態でＰＳＡ検査を受け、前立腺がんだとわかったらどうでしょう。すぐに命の危険はないとわかっていても「自分はがんだ」という事実は心に影を落とします。人生の後半をハッピーに生きるという目標からははずれてしまうかもしれません。それでいて大きな症状が現れず寿命を越えたら「知らなければよかった」ということになります。

また、手術をした場合、男性機能が失われる場合もあります。「生涯現役」でいたい人にとっては、精神的なダメージを負うことになるでしょう。ただ、がんの進行には個人差があり、前立腺がんが腰椎に転移すると激しい痛みが生じます。そうなった場合は「早く調べておけばよかった」「早期発見して手術しておけばよかった」となるでしょう。どちらになるかは、誰にもわかりません。
こうしたことからアメリカの予防医学協会では「個人の判断に委ねる」としています。ただ、ＰＳＡ検査自体が比較的新しい検査ですから、まだ各方面の意見が一致していないこともあります。今後、新たな指針が出てくるかもしれません。

脳ドックは現在、実施されているのは日本だけです。アメリカでは脳ドックの一部の検査は「行わないほうが良い検査」とされています。脳ドックでは頸動脈（首）に超音波（エコー）を当てて、血管が狭くなっていないかどうかを調べます。この検査がかなり正確性に欠けるのです。「偽陽性＝そこまでひどい状態ではないのに重症だと判断される」ケースは、アメリカでは36・5％もあったというデータがあります。
頸動脈が狭くなりすぎていると、血管が詰まって脳梗塞を起こしやすくなるのは事実です。そのため、場合によってはステント留置で血管の通りをよくしたり、血管の内側を切除して広げる手術を行います。
ですが、エコー検査をした結果「手術の必要あり」とされながら、実際にはまったく軽症だったということもあり得るのです。手術の前に気づけばいいのですが、そのまま手術をして「なんともない!」ということもないとはいえません。もちろん、麻酔をかけてメスを入れるのですから、体にダメージが残る場合もあります。

家族に脳梗塞や脳卒中で倒れた人が多く遺伝的に心配だという人、動脈硬化が進んでいる人が脳ドックを受けることは否定しません。ただ、現時点で**健康上の問題がない人が健康診断と同じ感覚で受けることはすすめられない検査**です。

このようなことを書くと「やはり検査は無意味、むしろ危険なのではないか」と言う人もいるかもしれません。誤解して欲しくないのは、費用対効果が悪く時間や面倒が増える検査があるというだけで、まったく無意味であるということではありません。

知識を持っていれば自分にとって必要な検査がわかりますし、不要なお金を払わなくてすみます。「医者は検査が無意味なことを知っているから健康診断を受けない」「がん検査をしない」という説は異端です。あるとすれば多忙のあまり健康診断を受ける時間がなかったというケースでしょう。

蛇足ですが「医者の不養生」という諺《ことわざ》は本当です。特に大学病院や総合病院の勤務医の生活は多忙を極めます。夜間や早朝の呼び出しも多く、落ち着いた睡眠もバランスのよい食事もなかなかとれません。開業したらしたで経営上のストレスを抱えます。なので、意外にも病気になりやすく寿命が短い人も多いのです。

私自身は健康診断も受けますし、ワクチンも打ちます。私生活ではできるだけ7時間の睡眠をとり、野菜や果物もきちんと食べています。職業柄、人に会って話すことも多いです。要は、特別なことはせず、普通の生活で、それなりに楽しく、健康に過ごしています。

病院で予防できる病気はきちんと予防する

「年を取ったら病気になることを覚悟しておく」「病気を受け入れる」ということは、すべてを諦めてしまうことではありません。「受け入れる」のと「諦める」は違います。抗えることがあるなら、最後まで抗うことも人生の最後に後悔しないためのポイントです。「予防医学」はそのための手段でもあります。

現在、医学的に予防できる病気が増えています。ワクチン注射や投薬で死に至る病気が未然に防げるのです。病気になってから「やっておけばよかった」と思わないように、知識を持っておくことを強くおすすめします。

医学的な予防が難しいと思われているがんにも、いくつか未然に防げるものがあります。予防手段と健康診断と検診を併せて行うことで、がんのリスクは大きく下がると思います。

【胃がん】

胃の中にいるピロリ菌を除菌することで、発症率を下げることができます。胃炎、胃潰瘍の予防にも効果的です。血液検査や尿検査でピロリ菌の有無を調べ、陽性だった場合は除菌薬を7日間服用します。検査も除菌方法も簡単ですから、まずはピロリ菌の有無だけでも知っておいたほうがいいでしょう。慢性胃炎や胃潰瘍が認められた場合、健康保険での検査が可能です。自費で行う場合は、3000円～1万円前後のクリニックが多いようです（検査方法によって異なります）。

【子宮頸がん・咽頭がん】

子宮頸がんの95％はヒトパピローマウイルス（HPV）によって引き起こされます。ウイルス相手ですから、ワクチン接種が非常に有効です。性交渉やオーラルセックスで感染するため、性体験をする前に接種することがもっとも効果的だとされています。ですが、45歳まではその効能はあることがわかっています。2013

年から小学6年生から高校1年生までの女性を対象に、公費（無料）での接種がスタートしました。対象年齢を過ぎると自費での接種となり2〜3万円の費用がかかりますが、40代前半までの女性はご自身の性に関連するライフスタイルに応じてですが接種を考えてみましょう。また、HPVワクチンは咽頭がん、陰茎がんの予防にもなります。男性にもすすめられるワクチンで、私自身も接種しています。

【肝臓がん】

お酒の飲みすぎも肝臓がんのリスクになりますが、実は肝臓がんの原因の90%は肝炎（B型・C型）ウイルスです。40歳以降の人は「肝炎ウイルス検査」を受けてください。陰性ならそれで安心できますし、万一肝炎にかかっても現在は良い薬があります。

【乳がん】

遺伝子変異によって乳がんを発症する可能性が極めて高い人に限り、保険適用で乳房切除ができることがあります。できる人が限られ、乳房を切り取る肉体的、精神的なダメージがありますので、気軽にすすめられる方法ではありません。ただ、母や祖母、姉妹に乳がん患者が多く自分もいつがんになるのかと怯えているのなら、乳腺外科に相談してみるのもいいでしょう。

快適な生活のためにワクチンを打つという選択

接種すればリスクを大幅に下げるHPVワクチンは、定期接種制度が始まった当初は70％と高い接種率となりました。ところが、現在は0・6％ほどです。2015年にHPVワクチンを打った後の中学生が激しくけいれんする様子がニュースとなりました。結論から言えば、けいれんとワクチンの因果関係はないと証明されています。ですが、それをきっかけに重篤な副作用があったという報告や報道が続き、親御さんが娘への接種を止めたことが、接種率の大幅な低下につながったのだと思われます。新型コロナワクチンのときでも、これほどの接種率の低下はありませんでしたが、副反応を巡って同じようなことが起こりました。公費での接種＝強制ではありませんから、ワクチンを打つかどうかは自分次第です。ただ、**センセーショナルな報道やＳＮＳの情報を鵜呑みにして、せっかく病気を予防できるチャンスを失うのはもったいない**ことです。

インターネットで情報を収集することは大変結構ですが「都市伝説」「陰謀論」のようにエビデンスがないものばかりに偏るのは感心しません。厚生労働省や医師、医療従事者などからの発信もチェックし、情報を精査してから決めてください。

医師として、中年以降の人におすすめしたいワクチンは次の2種類です。

【帯状疱疹ワクチン】

「水痘《すいとう》帯状疱疹《たいじょうほうしん》ウイルス」による病気です。子どもの頃に水ぼうそうにかかった人は、体内にこのウイルスを〝飼っている〟状態です。健康でいる限りはおとなしくしていますが、疲れや加齢により免疫機能が低下すると暴れだし「帯状疱疹」を引き起こします。子どもがかかる水ぼうそうも時に重症化しますが、大人がかかる帯状疱疹もかなり凶悪です。痛みを伴う発疹が主な症状ですが、厄介なのは「帯状疱疹後神経痛」という後遺症。ウイルスが神経を傷つけ帯状疱疹が治った後もピリピリ、ズキズキとした痛みが残ります。回復にはかなりの時間がかかり、生涯、痛みを抱えながら生活する可能性もあり得ます。

ところが、50歳以上でワクチンを打った場合、発症率が97・2％減り、後遺症が起こらなかったというデータがあります。ネックは2～6か月間で2回の接種が必要なこと、自費での接種となるため、費用が合計3～5万円かかることでしょうか。確かに高額ですが、自治体によっては40％前後の助成金が出ます。50歳を越えたら接種することを検討してください。

【肺炎球菌ワクチン】

肺炎球菌は名前の通り、肺炎を引き起こす細菌です。高齢者にとって肺炎は致命的なことは言うまでもありません。命を取りとめても長い入院生活の結果、寝たきりや認知症の発症に至る危険があります。

現在、肺炎球菌ワクチンは特別な持病がない人の場合、65歳から5年ごとに接種クーポンが届き、生涯で1度、格安（自治体によって異なりますが2〜3千円）で受けることができます。このワクチンは「23価ワクチン」と呼ばれ、23種類の細菌に効くものです。肺炎球菌は1種類を指す言葉ではなく90種類以上の細菌の総称です。予防効果は実証されていますが、5年間しか効果は続きません。ですので、65歳で接種した場合は、70歳になったら改めて自費で打つことになります。自費の場合、8千円前後の費用がかかります。

肺炎球菌ワクチンにはもう一種、13種類の細菌に効く「13価ワクチン」があります。23価と13価を合わせれば、肺炎を引き起こす細菌はおおむねカバーできるでしょう。ただ、13価ワクチンは成人への公費助成がありません。ですので、接種費用が1万円前後かかります。ですが、13価ワクチンは1度打てば生涯、効果を発揮します。できれば23価と13価の両方を打つことが理想です。

なお、ワクチンの「**定期接種**」とは定期的に受けるという意味ではなく、公費(税金)の補助があり無料または保険適用で格安で受けられるシステムを指します。逆の言葉が「**任意接種**」で、自費で受ける種類となります。任意接種の費用はクリニックや地域によって異なり、本書ではおおまかな目安を提示しています。

何歳まで健康診断・がん検診を受けるか

「すでに寿命が近い老人になってから、病気が見つかって、悲しく苦しい思いをするのはイヤだ」

という人もいるでしょう。私はその考えは否定しません。また何が何でも病気と闘うべきだとも思いません。苦しみながら寿命を延ばすより、多少早く死んでもいいから、楽に生きていきたいと思うのも、健康寿命の定義からすれば間違いではないでしょう。

私個人の考えとして、年齢で区切りをつけるのもひとつの方法だと思います。たとえば50〜60代なら体力もあるし、まだまだ楽しいことができます。なので、早めに病気を見つけて治療し、日常生活を取り戻すのがベストです。

私の個人的な考えでは**75歳をひとつの区切りにするのもいい**と思っています。75歳を過ぎたらかかりつけ医と持病や体調について相談しながら、ゆるゆると過ごすのもいいのではないでしょうか。

もちろん、いつ、どこを区切りにするか、あるいは生涯変わらずに病気と向き合っていくのかは個々の判断によります。

第4章

健康寿命が尽きたらどうするのか

リビング・ウィルは状況によって変えていく

寝たきりになったとき、延命治療をどうするか――誤解されやすいのですが、我々医師が行っている治療行為のほとんどは「**延命治療**」です。患者さんが生きるために全力を尽くすのが、医師の仕事なのです。

おそらく皆さんが言う延命治療は自分でものを食べられなくなった人の胃にチューブを差し込み、直接栄養を流し込む「**胃ろう**」、自発呼吸ができなくなった人に使う「**人工呼吸器**」のことだと思います。いわゆる「管につながれた状態」です。

現在、健康な人のほとんどは「管につながれてまで生きていたくない」と思っているでしょう。ですが、10年先も同じ気持ちでいるかどうかはわかりません。また、いざそのときが来たら「何が何でも生きていたい」と思うこともあり得ます。家族に対してもそうです。いざというときに冷静に判断できる人はそういませんし、そのときの事情で判断が変わるのが普通です。

これらに関して、私を始め、ほとんどの医師は自分が胃ろうや人工呼吸器をつけた経験がありませんから、どれだけの苦痛があるのかということがわかりません。ですから「その時が来たらどうすればいいのか」、ご家族から「寝たきりの親族に胃ろうや人工呼吸器をつけたほうがいいのか」と聞かれた場合、これまで患者さんを診てきた様々な経験からアドバイスをすることはできますが、「絶対やるべき」「やめるべき」と言うことはできません。最終的な判断は患者さんまたはご家族の意思に委ねられるのです。

自分が倒れたとき、意識を失ったとき、あるいは認知症になったときにどうしたいのか、どうして欲しいのかを元気なうちに家族と話し合っておくことは大切です。**「リビング・ウィル（生前意思表明）」**として希望を書いておくのもいいでしょう。ただし、前述のように人の気持ちは状況によって変わります。変わったときはその都度、書き直して希望を最新のものにしておくといいと思います。

認知症に関しては、症状が進むにつれて自分の判断で動くことができなくなります。家族がいる人は家族の状況や都合に任せるしかありません。**独居の人は地域のケアマネージャーなどと連絡を取っておくことが必要**でしょう。そのためにも、普段から地域のコミュニティと交流を持っておくことをおすすめします。

がん告知での余命宣告はドラマの中だけ

1980年代まではがん患者に病名を告げることはタブーと言われていました。しかし、2007年に「がん対策推進基本計画」が策定され、現在は患者さん自身がしっかり病気と治療に向き合うために、原則としてすべての病名を告知しています。

自分ががんだとわかって、落ち着いていられる人はほとんどいません。それは

がん患者の心理の推移

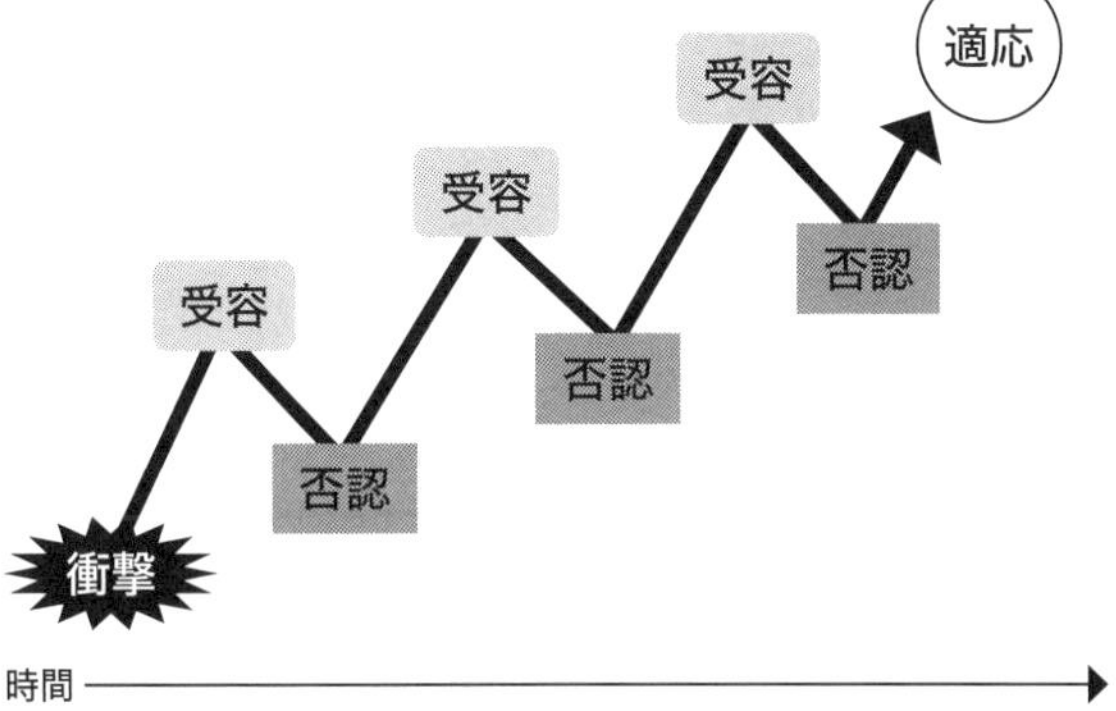

当然です。ただ、時間が経つにつれて徐々に状況を受け入れられるようになるものです。これはがんに限らず、すべての病気に同じことが言えるでしょう。

一時的に混乱しても、落ち着けばまた本当の意味での健康——病気の有無に関わらず人生に満足した状態を作ることも可能です。

また、がんを告知するとき「余命宣告」をすることはありません。患者さんに聞かれた場合、治療に当たっての展望や、生存率の話などをすることはありますが**「あなたの命はもって○か月です」と断言するの**

はドラマの中だけです。他の病気に対しても同じです。というのも、人の命については本当に予測がつきません。かなり病気が進行していても長生きする場合もあります。命に関することにいい加減なことは言えないので、どうしても言葉を濁すのです。

中には「自分は弱気だからどうしても告知をされたくない」という人や、親御さんががんにかかった場合に「年寄りにがんであると告げたくない」という人もいるでしょう。その場合は検査のときに主治医にそのことを伝えてください。ただし、病院の方針によっては受け入れられないこともあります。

がんに限らず、すべての病気に対して、医師が生活習慣を無理に改善させることもありません。**医師はあくまでも病気を治す、あるいは予防して健康でいるための提案をする存在**です。それを受け入れるかどうかは患者さん次第。健康寿命とはあくまでも自分自身の選択の結果だと考えてください。

相性の良い病院と医師を探す

医師による病気の診断と治療方針に納得できない、あるいは他の医師の意見も聞きたいという場合は「**セカンドオピニオン**」を受けることができます。現在の主治医に「セカンドオピニオンを受けたい」と告げると、検査所見や画像などをまとめて、別の医師に渡し意見を求めることができる方法です。所見と治療方法の意見が合致した場合は、原則として最初の主治医のもとで治療を続けることになります。また「セカンド」と言いますが、納得できなければ何度も繰り返すことができます。

セカンドオピニオンは患者さんの持つ権利ですから、それを使うことはまったく問題はありません。ただ、医師も人間ですから、あまりにも自分の診断が信用されていない様子が見て取れるとやはり複雑な感情になることは事実です。また、ほとんどの場合、患者さんの不安を解消する手段になっているようです。

同じように診断に納得がいかず、病院を変えて初診を繰り返すことは一般的に「**ドクターショッピング**」と呼ばれています。どの病院で治療を受けるかは患者さんの自由ですから、納得がいくまで病院を変えることはかまいません。とはいえ、ドクターショッピングを繰り返す人の心理として「より良い治療を受けたい」ことよりも「自分が望んでいる答えを探している」ことが多い気がします。

たとえば「A病院では手術をするべきだと言われたが、他の方法があるはずだ」「そもそも病気ではないのではないか」という希望です。ですが、**診断や治療の方法が大きく変わることはあまりありません**。ある程度のところで納得しないと、いつまでも問題は解決しないことになります。

「なかなか良い医者がいない」と、病院を渡り歩く人もいます。良い医者――というのは、相性の合う医師、信頼できる医師のことを指すのでしょう。

では、信頼できる医師とはどういった医師でしょうか。結局のところ、**手腕と**

人柄のバランスだと思います。どんなに人柄が良くても、腕が悪く誤診ばかりというのでは問題外です。かといって、手腕が素晴らしくてもあまりにも無神経で対人スキルに欠けた医師のもとには通いづらく、治療がストレスになってしまうこともあります。医師と患者といっても、要は人間同士の付き合いです。完璧な人格者はそうそういませんから、どこかで折り合いをつけることも必要です。ある程度親しみやすく、なんでも話せて問題なく治療が進んでいれば「良いお医者さん」と考えていいのではないでしょうか。医師の人柄や方針があまりにも合わないと感じたら転院してもいいでしょう。

特に中高年以上の患者さんに多いのですが、若い医師は経験不足で信用できないという人もいます。自分の子どものように思えて、心もとないのかもしれません。しかし、実際は、**若い医師ほど勉強熱心で、最新の医療知識をフレキシブルに取り込んでいる傾向にあります**。私より下の世代の若い先生はデジタル端末もスラスラ使いこなしますし、情報の吸収速度も速いです。ただ、経験の浅さから患者さんとのコミュニケーションが少し苦手という人もいるようです。

もちろん人によりますが、人間は年を取るほど頭が固くなりがちです。なので、年配の先生の中には今まで自分が培ってきた知識と経験に固執して、知識をアップデートしていない人もいます。すぐに**抗生物質を出す医師は、古い知識のままだと考えていいでしょう**。少しおおざっぱに言えば、ベテランの先生には確かな経験がありますが、若い先生には柔軟さがあります。ですから一概に「若い医師は頼りない」とは言えないのです。

また、現在、入院患者用の病床が20床未満の医療施設をクリニック（医院・診療所）と呼び、20床以上の施設を病院と呼んでいます。

「大病院と町のクリニックでは、大病院の先生のほうが信頼できるだろう」という意見にも賛同はできません。意外かもしれませんが、**小さなクリニックの先生が最先端の知識と技術を習得していることは多い**のです。

病院の勤務医は多忙なため新しい勉強の時間が取れないことがあります。さらに乱暴な言い方ですが、いまいる患者さんを診ていればお給料が入ります。なので、知識や技術のアップデートが遅れるケースがあるのです。

対してクリニックは病院の勤務医が独立開業しているケースがほとんどです。医師としてだけでなく、経営者としての視点も持たなければいけません。患者＝顧客となりますから、患者さんのニーズに応えて新しい技術や治療法を導入しているところも多くあります。ただし、これらの例はあくまでも「人による」ことは忘れないでください。

医療行為すべてに関することですが、人間がやる以上、誤診や病気の見落としが起こることは避けられません。もちろん、ミスが起こらないように注意を払ってはいますが「絶対」という言葉は使えないのです。現在、医療用のＡＩ研究が進められています。将来的には病名や治療方針をＡＩがはじき出し、人間はそれに従って治療する――そんな時代が来るかもしれません。そうなると、我々医師も、今とは違った役割にシフトしていくのでしょう。

自由診療は無法地帯になりつつある

現在、医学的なエビデンスがしっかりと確立し、患者さんにとってもっとも効果が高いとされている治療を「**標準治療**」と呼んでいます。がんの治療でよく使われる言葉ですが、すべての病気に当てはまる言葉です。原則として公的健康保険が適用されるため「**保険診療**」と呼ぶこともあります。

対して使われる言葉が「**自由診療**」です。公的健康保険の適用外となり、全額自己負担になるため、費用は高額になります。「**先進医療**」も自由診療です。

「標準」という言葉から「ランクは中程度」、標準治療よりも高額な自由診療のほうが効果が高いのではと考える人もいますが、大きな間違いです。標準治療とは膨大な研究データをもとに何度も論文が提出された結果、多くの人に効果があると承認された治療法です。公的保険は税金の一種ですから、ある程度以上の確実性がなければ適用できません。つまり、**標準治療とは現時点で誰もが安価で受けられる最良の選択**ということです。「最高治療」と呼ぶのもやはり誤解を招きますから「標準」という名がついているわけです。

また、先進医療も言葉の響きだけで「最先端で素晴らしい未来の技術」だと思ってしまいますが、**データや論文の数が少なくエビデンスが不確かなものがほとんど**です。言葉は悪いですが効果があるかどうかは「バクチ」のような印象です。実は先進医療にも流行があり、最近は幹細胞治療が流行っているようです。第1章で述べたように、期待はされていますがまだハッキリとした効果はわかっていません。

もちろん、どれだけお金がかかってもできる治療は全部やりたいという人が、自由診療を受けることは否定しません。ただ、標準治療に比べてお金をかけた分で大幅な効果がある、確実に病気が治るという過度な期待はしないほうがいいと思います。

自由診療は現在、無法地帯になりつつある状態です。現在研究中でエビデンスがない――ということならある程度は納得できますが、中には詐欺まがいのことをしているケースもあるので、注意しましょう。アロマテラピーなどの「**民間療法**」も自由診療の一種です。

たとえばビタミンCに抗酸化作用が認められているからといって「**高濃度ビタミンC点滴**」で病気を治すことはできません。美容目的で肌をきれいにする、シミを薄くする、疲労回復といった効果が謳《うた》われていることもありますが、はなはだ疑問です。ビタミンCは水溶性のビタミンですから、余分に摂っても過剰な分は尿として排泄されます。「血管に点滴することで余すことなく取り入れられる」とも言われますが、その根拠はありません。また、ビタミンCががんを抑制する、治すという根拠もありません。

美容や健康維持目的での「**血液クレンジング**」も同じです。点滴で血液を抜きだし、特殊な機械を通してから再び体内に戻す方法があると聞きました。根拠がないばかりか、血液を戻す際に細菌などが体内に入れば「菌血症」という感染症を引き起こす危険も考えられます。

マッサージ、鍼灸《はりきゅう》、整骨（接骨）、整体は基本的には自由診療ですが、医師の同意書があれば保険が適用されます。体に痛みがあって辛いという人はまず、整形外科にかかり原因を特定した上で「マッサージなどの治療を受けたい」と言ってみてはどうでしょうか。ただし、症状によっては外部からの刺激が痛みを悪化させる場合もあり、同意が得られないこともあります。

民間療法は標準治療を邪魔しない範囲で使う

医学的な根拠がないとはいえ、がんや難病にかかり不安な生活を送っている人が、民間療法に頼りたくなる気持ちはわかります。たとえ医学的には意味がないと思える方法でも、それをすることがプラセボ効果を生み、体調がよくなることもあります。ですから、「標準治療以外はムダ」というつもりはまったくありません。お金がかかっても、それに納得しているのなら外野は何も言えません。宗教やスピリチュアルに頼ることも、本人の心が落ち着くならいいでしょう。

ただ、民間療法を使う場合は、標準治療を邪魔しない範囲で行うことを強く推奨します。たとえば、病院で治療を受けながら水素水をたくさん飲んだり、アロマテラピーを試したり、気功の施術を受けたりする分にはかまいません。

ですが、民間療法の主催者の中には「科学的な医療行為はかえって毒になるので、病院には通わず民間療法だけをすればいい」という人もいます。「薬を飲まず、自然治癒力に任せる」といった方法もあるようです。滅多にないことですが、医師がこのような「トンデモ理論」を展開し、クリニックに人を集めて独自の治療をしている例もなくはありません。

こういった極論に傾くと、どんどん病気が進行していくことになります。体の痛みも痛み止めを処方しなければよくなることはありません。足腰が弱った人が病院で治療すれば元気に歩くことができたのに、民間療法に頼ったばかりに寝たきりになってしまうとしたら、後悔ばかりが残るのではないでしょうか。

第1章で述べた通り、**エビデンスのない情報をもとに自己判断で病気と闘うことは無謀で、危険**です。民間療法は病気を防ぐために行うことについては、危険であることは少ないですが（効果があるという根拠もありません）、病気を治すことは絶対――と言って語弊があるのなら「ほとんどできない」と考えてください。

よかれと思ってやったことが実は無意味なことも

よかれと思ってやっていることが実は無意味だということもあります。たとえば、高価な水素水やアルカリイオン水など。水を飲むこと自体は悪いことではありません。かといって、水を飲めば健康になるということもありません。

医学的なエビデンスで言えば、**水よりもコーヒーや紅茶、緑茶に健康効果が認められています**。1日2～3杯のコーヒーは糖尿病のリスクを下げることが確認されており、さらに15％前後、死亡率を下げるというデータがあります。

紅茶には1日4杯で脳卒中のリスクが下がり、高血圧にも効果があることがわかっています。ただし、**いずれも砂糖を入れないことが条件**です。コーヒー、紅茶とも無糖で飲むことで、健康寿命を延ばす効果が期待できるわけです。カフェインの害を気にする人もいますが、普通の生活で飲むぶんには体への影響は心配しなくていいでしょう。カフェインを摂ると胃が痛くなる、眠れなくなるという人はカフェインレスのコーヒー、紅茶でも効果が期待できると思います。

また、**緑茶は悪玉コレステロールを減らし、動脈硬化のリスクを下げることがわかっています**。ただし、**熱いお茶は食道がんのリスクを上げる**と言われていますから、適度に冷まして飲むことをおすすめします。

食道がんと熱い飲み物との因果関係についてはまだ研究の途中ですが、国際がん研究機関（ＩＡＲＣ）では65℃以上の飲み物は「グループ２Ａ＝おそらく発がん性がある」とされています。とはいえ、60℃前後のお茶やコーヒーはぬるくておいしくないと思う人が多いはず。食道がん自体は日本人にとってそれほど罹患率が高い病気でないことを考えると、そこまで神経質になる必要もないと思います。アツアツの飲み物を頻繁に飲むことは控える、最初のひと口をすすったら冷ましながら飲むという認識を持っていれば十分でしょう。

また、お湯を沸かしてコーヒーやお茶類をいれるのに高価な水は必要ありません。水道水が体に悪いというデータはありませんから安心してください。

サウナはフィンランド式の低温がベスト

ブームがすっかり定着したサウナですが、入り方によっては健康寿命を縮めることになります。歌手の西城秀樹さんは48歳のときにサウナで脳梗塞を起こし、後遺症と闘いながら63歳の若さで亡くなられました。このとき、汗を絞り出すために水分を摂らずに長時間入っていたことと、若い頃から糖尿病を患っていたことが脳の血管にダメージを与えたのではないかという説があります。

日本のサウナは温度が70～100℃、湿度が20％前後の「**乾式サウナ**」です。水分補給をしないまま、長時間乾式サウナに入ると脱水を引き起こし、腎臓に負担がかかります。また、脱水状態になると血液中の水分が減るため詰まりやすく、脳梗塞を引き起こす原因になるとも考えられるのです。痛風や尿管結石の発作が起こることもありますので、持病がある人は注意してください。**サウナに入る前後に水分をしっかり摂り、休憩を入れながら安全な「サウナライフ」を楽しみま**

しょう。

ただ、サウナに関しては健康効果が確認できる論文もあります。注意したいのは、その論文のほとんどがフィンランドの研究者による発表だということです。サウナ大国でもあるフィンランドのサウナは、日本と真逆の「**湿式サウナ**」。温度は40～50℃で、湿度が１００％近くある「低温サウナ」なのです。**フィンランドの低温サウナに関しては、認知症や高血圧、心疾患のリスクが下がるというデータがあります。**もし、フィンランド式のサウナ施設があるのならストレス解消も兼ねて利用してみるといいかもしれません。

アフターコロナをどう過ごすか

２０２０年から続いたコロナ禍も一段落した２０２３年３月13日、マスクの着用が原則として不要となり「個人の判断に委ねる」との政府見解が発表されました。また、同年5月8日から感染症法に基づき、新型コロナを「2類相当」から「5類」へと移行しています。「2類」とは感染したときの重症化リスクが高い感染症のことで、他に結核やジフテリアなどがあります。

「5類」に移行するということは感染力がさほど強くなく、重症化リスクが低い季節性インフルエンザと同じ扱いになるということです。これにより、新型コロナ陽性者、濃厚接触者の隔離義務はなくなり、一般のクリニックでの受診、治療が可能になります。宿泊療養施設、コロナ専門病棟は縮小または廃止となる見込みです。ワクチンと薬代など一部の医療費については当面、無料ですが、検査費用は実費となります。ワクチンや医療費についても、順次保険適用での自己負担となるのではないでしょうか。

新型コロナウイルスについても、2023年6月現在では「弱毒化」したとされ、重症化リスクは少なくなったと言われています。

ただ、これから先、パンデミックが再び起こるかどうか、第9波以降の感染拡大が起こるのかどうか、あるいは弱毒化したウイルスが再び「強毒化」するのかということは誰にもわかりません。また、コロナとは違った感染症が流行する可能性もゼロとは言えません。

新型コロナ感染拡大以降、政府、研究者、有識者がその都度、感染状況の予測を立ててきました。ですが、その予測はことごとくはずれることになりましたよね。これは関係者が無能だったわけではありません。**病気というものはどれだけ医学が進歩しても、人間が思った通りにはならない**のです。マスクに関しても、アメリカでは解禁した途端に感染者が増えたというデータがあります。それも今後の日本に当てはまるのかどうかも予測は不可能です。

これからマスクをつけるのか、ワクチンを毎年打つのかということに関しては、完全に個人の自由、すなわち自己責任になります。ワクチンの後遺症については様々な意見がありますが、因果関係についてはまだ検証は終わっていません。

ただ、コロナ禍で培った衛生管理の習慣はこれからの生活にも役立つものです。小まめに手を洗う、外出した後はうがいをする、咳やくしゃみが出るときはマスクをする、体調不良時には外出を避けるといったことは健康管理に有効ですから、そのまま続けましょう。その上で、今後の感染状況が変わったとしたら、そのときに応じた対応をしていけばいいと思います。

SNSを通じて同じ状況の仲間を作って励まし合う

がんや重い病気にかかると、誰でも落ち込み、心が暗くなります。我々医師を始め医療従事者は、その心に寄り添うことはできません。もちろん、メンタルケアとしてできることは尽力しますが、完全に患者さんの心を理解することは不可能です。なぜなら、医療従事者のほとんどが「健康体」だからです。

現役で働いている医師のほとんどはがんの告知をされたことがありませんし、

寝たきりになったこともありません。また、我々は病気を治すプロですが、患者さんのプライベートにまで立ち入ることはしないのが普通です。ですから、患者さんの苦しみ、悲しみを「頭では理解できるが、心底からの共感はできない」のです。このことで、患者さんとの間に溝が生まれることがしばしばあります。

そのため、科学的根拠である「エビデンス」と同じくらい大切な概念として、患者さんとの対話の中で生まれた感情から病気をとらえる「**ナラティブ**」という言葉が生まれました。医師にとっては診療を通じて患者さんから感情を吐き出してもらうことで、どれだけ辛く悲しいかということが理解できます。簡単に言えば、気負わずにコミュニケーションを取り、理解し合うということです。

それでも病気にかかった苦しさは、同じ境遇の人にしかわからないという側面があります。ですので、私は**病気で悩んでいる人には「闘病仲間」を作ることをすすめています**。今はインターネットで検索すると「〇〇患者の会」がヒットしますから、参加を考えてみてもいいでしょう。家族が難病や認知症になり、看病と介護で煮詰まっている人も、同じ境遇の人と悩みを共有し、情報交換をするのもいいのではないでしょうか。

「〇〇会」のようなリアルな付き合いは気が乗らない、あるいは体が不自由で出歩けないのなら、オンライン上だけでのやりとりでも十分です。SNSを通じて友だちを作るのもいいと思います。本名を名乗らず、ハンドルネームを使えば個人情報も守れるでしょう。最近は各種のオンラインサロンも増えています。

オンラインサロンは多くの人の目に留まるSNSとは違い、会員だけのある意味で閉鎖された場所ですから、インターネットによくある無責任なデマや誹謗中傷といったトラブルもかなり少ないと思います。インターネットは怖いが、誰かとコミュニケーションを取りたいという人は入会してみてもいいでしょう。私自身もオンラインサロンを開設することを考えており、患者さん同士が気軽に情報交換や励まし合いができる場を作りたいと思っているところです。

病気になったときに一番、心身に負担を与えるのは「なぜ自分だけが」という孤独と不安です。仲間を作って「自分だけじゃない」「皆で頑張ろう」と思うことが辛さをやわらげ、生活に明るさを取り戻す助けになると思います。

世界で2番目に設置された「孤独担当大臣」

平均寿命のデータを見ても、女性のほうが男性に比べて5年前後長生きです。この理由について「女性は男性に比べて小さなエネルギーで生きているから余剰分がある」という説がありますが、正確なことはわかっていません。ただし、健康寿命を引いた年数は男性が約8年、女性が約12年。寿命が長い分、女性のほうが健康寿命は短くなります。

配偶者に先立たれた人や独身の人は認知症リスクが高いということはすでにわかっています。とはいえ、女性は比較的友だちを作ることが上手な人が多いですし、コミュニティに入るのも得意です。多少、足腰が弱っても介護が必要になっても友だちや介護士と楽しく過ごしていれば、健康寿命が完全に損なわれたとは言えないでしょう。

あくまでも一般論ですが、男性は仕事を退職した後は家族以外と話す機会が少なくなり、孤独感に見舞われることが多いようです。

孤独と健康寿命には大きな関係があります。2021年、イギリスに次いで世界で2番目に日本で「孤独・孤立対策担当室」が発足し、「**孤独担当大臣**」が任命されました。イギリスでは高齢者の孤独対策がすでにスタートし、日本もこれに倣うと思われます。これから増えていくであろう、ひとり暮らしの高齢者に対する孤独をケアできる手段として期待したいところです。

「孤独・孤立対策担当室」では悩みに応じた相談室を設けています。独居、体の不安、困窮、将来への不安など、何らかの孤独感を抱えているのなら利用してみるのもいいでしょう。チャット方式なので、コミュニケーションが苦手な人でも比較的気軽に相談できます。
内閣官房　孤独・孤立対策担当室　https://www.notalone-cas.go.jp/
また、自治体の福祉課、高齢者相談窓口でも悩みを聞き、解決策を提案してくれます。

健康寿命が終わっても人生は続いていく

年を取るにつれ、悩みの多くは仏教用語でいう「生老病死《しょうろうびょうし》」に偏っていきます。どれほど気をつけていても病気をするときはする。人間は老いていき、いずれは介護を受けて死んでいく――それは受け入れなければいけない真実です。

ただ、老化は受け入れても生きることを諦めるわけにはいきません。「受け入れる」ということはすっかり体力が落ちてしまった後、何もしないでぼんやり受け入れるということではないのです。**病気をしても、歩けなくなっても抗うとこ**

ろは抗って充実した人生を送ることが健康寿命を延ばすことになります。

健康寿命が終わって、自立した生活ができなくなっても、人生は続いていきます。WHOの定義のように、体に不具合が出ても自分の状況に満足できれば「健康」でいられるのです。これまでの生活とは少し違ってしまうかもしれませんが、健康寿命が終わる＝新しい人生をスタートするという気持ちで気楽に構えてもいいのではないでしょうか。

生きがいを見つけることは充実した人生にとって大切だと言われています。生きがいは人それぞれの価値観によるものです。大げさに考える必要はありません。それをしたときに充実感があり、楽しい気持ちになれば、それをすればいいのです。たとえば、登山が生きがいだった人が歩けなくなり、それがなくなったとしたら、新しい生きがいを探すことになります。そして、それはどんなに小さなことでもいいのです。

「一日一善」をモットーにし、何かひとついいことをするのもいいですし、体が動かないのであれば映画を観て感動することで人生が満ち足りたものになれば、それが生きがいになります。

他人からどう見られるかということは考えないようにしましょう。健康寿命を失い、介護を受けて過ごすことは「みじめ」でも「恥ずかしい」ことでもありません。形を変えながら、寿命を迎えるまで毎日を自分なりに楽しく生きること。それが健康寿命と寿命が一致する理想の形です。

おわりに

いかがでしたでしょうか。

健康寿命という言葉は、我々日本人にとって慣れ親しんだものになりました。

しかし、「健康寿命を延ばす」という概念は非常に漠然としていますし、遺伝子によって病気のリスクも様々です。人生の過程で、いつ誰がどんな大病になるかはわかりません。

ただし、本書を読んでいただいた方にはご理解いただけたかと思いますが、「健康寿命を延ばす方法」（厳密には病気のリスクを下げる方法ということ）ですが、たいそうな言葉の割には、大きな努力が必要だったり大金がかかる作業はありません。

それは、誰もが気持ち次第でいつからでも実行できることです。

大がかりな人間ドックを1年に1回受診するよりも、普段の生活の中でコツコツと日々の行動を軌道修正していくことが肝要です。

本著をお読みになった方は、せっかくですからぜひ日々の行動に1つでも本書で解説したことを取り入れて欲しいと思います。


いま一度目次に戻って、自分が楽しんで続けられそうな習慣は何か、続けられそうな対策は何か、探してみてください。

完璧にできなくても、毎日続かなくても構いません。

年齢を重ねてくると、決まった習慣、決まった型に自分をはめ込んでしまいがちです。

しかし、もしその習慣が健康寿命にとってあまり良くないものだったら、軌道修正は早いに越したことはありません。

この本を読み進めると、自分の生活習慣において、「あの習慣は良くなかったんだ」「この方法なら取り入れられそう！」などと、なんとなくでも新しい発見がいくつか見つかったのではないでしょうか。

本書を読んで終わりではなく、実践してもらってこそ知識には価値が出るもの。筆者としても、あなたの幸福な未来のために、今日から一歩一歩積み重ねていく日常を、より良い形に変えていく一助となれたら幸いです。

自分を甘やかしすぎず追い込みすぎず、できることから、一日を積み重ねていきましょう。

2023年6月　森勇磨

●著者プロフィール
森勇磨（もり・ゆうま）
藤田医科大学救急病棟で勤務後、2020年2月より「予防医学ch/医師監修」をスタート。現在登録者は48万人を突破し、総再生回数は5000万回を超える。株式会社リコーの専属産業医として、予防医学の実践を経験後、独立。法人向けの福利厚生としてのオンライン診療サービスの展開、健康経営のコンサルティングなどを通じて予防医学のさらなる普及を目指している。著書に『40歳からの予防医学』（ダイヤモンド社）など。

マイナビ新書

その選択が健康寿命を決める

2023年7月31日　初版第1刷発行

著　者　森勇磨
発行者　角竹輝紀
発行所　株式会社マイナビ出版
〒101-0003　東京都千代田区一ツ橋2-6-3　一ツ橋ビル2F
TEL 0480-38-6872（注文専用ダイヤル）
TEL 03-3556-2731（販売部）
TEL 03-3556-2735（編集部）
E-Mail pc-books@mynavi.jp（質問用）
URL https://book.mynavi.jp/

装幀　小口翔平＋後藤司（tobufune）
編集　萩原みよこ
DTP　富宗治
印刷・製本　中央精版印刷株式会社

ISBN978-4-8399-8313-0
Printed in Japan

〈マイナビ新書の好評既刊〉

健康脳　脳MRIから見えてきた認知症予防

渡邉啓太

近年、MRIを用いてヒトの脳を調べる研究が盛んに行われ、数多くの発見がありました。認知症の予防に取り組む、歳を重ねても聡明な状態を保つ、他にも脳を健全に発達させるといった幅広い用途にまで役立つ知識を紹介しています。ぜひご自身の「健康脳」の参考にしてみてください。

人生に必要な老後資金の常識

ぽんちよ（投資系YouTuber）

老後資金の問題はすぐそこまで迫っています！　ですが人生の最期まで稼ぎ続けたり、節約して使わずにいることは難しいものです。必要な資金を元気なうちに貯めておく、投資などで増やしておく、そのためにFIRE（経済的自立生活）を達成した投資系YouTuberである筆者の経験が役に立つます！

人生に必要な年金の常識

頼藤太希

本書は、年金不安を解消するため、年金のお得な受け取り方、今からできる年金の増やし方を知った上で、後悔しない年金戦略を立てるための本です。年金制度そのものの仕組み、何歳からもらうのが正解なのか、足りない分をどうすればいいのか、など年金にまつわる疑問や悩みを解消します。